AF404310

MINISTÈRE DE L'INSTRUCTION PUBLIQUE.

COMMISSION

DE L'HYGIÈNE SCOLAIRE.

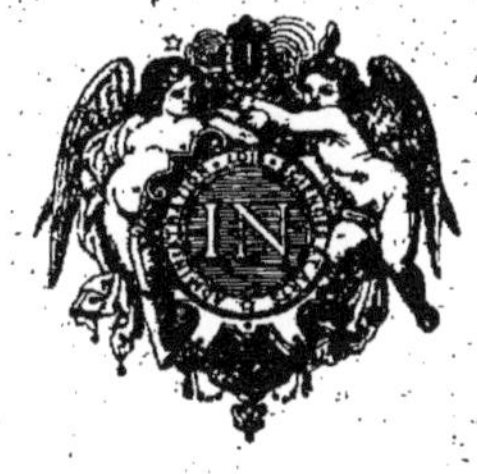

PARIS.

IMPRIMERIE NATIONALE.

M DCCC LXXXII.

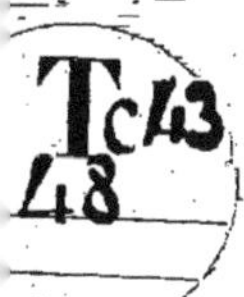

COMMISSION

DE L'HYGIÈNE SCOLAIRE.

MINISTÈRE DE L'INSTRUCTION PUBLIQUE.

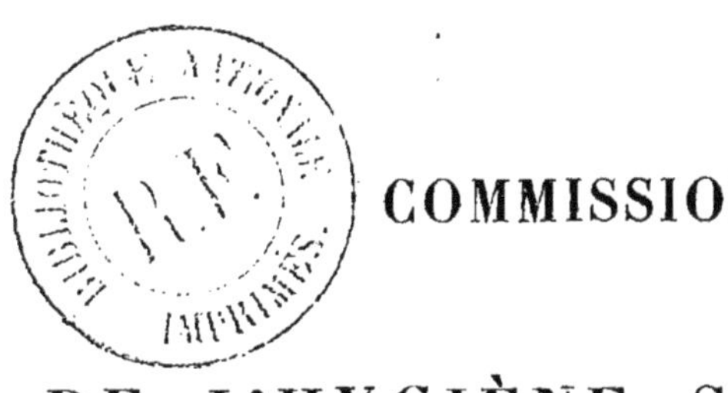

COMMISSION

DE L'HYGIÈNE SCOLAIRE.

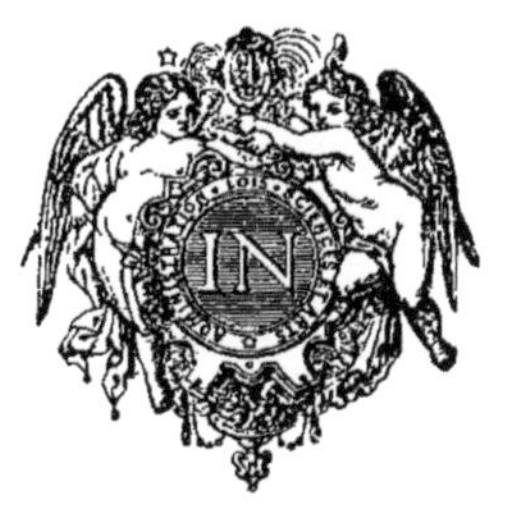

PARIS.

IMPRIMERIE NATIONALE.

M DCCC LXXXII.

NOTE PRÉLIMINAIRE.

Le présent recueil, destiné à être distribué aux membres de la Commission d'hygiène scolaire (1) pour servir de point de départ à leurs travaux, comprend : 1° certains documents administratifs qui ont trait à la construction, à l'aménagement des écoles et à l'hygiène de la vue ; 2° quelques articles spéciaux récemment parus dans la *Revue scientifique* et deux rapports adressés à la *Société de médecine publique et d'hygiène professionnelle* sur des questions d'hygiène scolaire.

En même temps que cette brochure, l'Administration a cru devoir placer sous les yeux des membres de la Commission le *Commentaire du règlement des bâtiments scolaires*, publié par M. Planat.

---

(1) Cette Commission instituée par arrêté du 24 janvier 1882 et qui s'est réunie, pour la première fois, sous la présidence de M. Duvaux, Ministre de l'Instruction publique, le 11 octobre 1882, est composée de la manière suivante :

LE MINISTRE, ou en son absence, le Sous-Secrétaire d'État, président ;

M. GRÉARD, membre de l'Institut, vice-recteur de l'Académie de Paris, vice-président ;

MM. DE BAGNAUX, conseiller d'État, directeur au Ministère du Commerce et des Colonies ;

BERGER, inspecteur général, directeur du Musée pédagogique ;

BOUCHARD, professeur à la Faculté de médecine de Paris ;

BOUCHARDAT, professeur à la Faculté de médecine de Paris, membre de l'Académie de médecine ;

BOURCERET, ancien interne des hôpitaux de Paris ;

BROUARD, inspecteur général ;

BUISSON, inspecteur général, directeur de l'Enseignement primaire au Ministère ;

Quand la Commission aura terminé ses travaux, le présent recueil pourra être complété. On y joindra les rapports des Sous-
Commissions et le rapport d'ensemble qui sera ultérieurement pré-

---

MM. CARRIOT, directeur de l'enseignement primaire de la Seine;

COLLINEAU, docteur en médecine, délégué de la Société pour l'instruction
élémentaire;

CREUTZER, inspecteur primaire;

CUISSART, inspecteur primaire;

DALLY, docteur en médecine;

DELAGRAVE, éditeur;

DELON, publiciste;

GARIEL, professeur agrégé à la Faculté de médecine de Paris, membre
de l'Académie de médecine;

GAUTHIER-VILLARS, éditeur;

GAVARRET, inspecteur général des Facultés de médecine;

DE SAINT-GERMAIN, chirurgien des hôpitaux;

GIRARD, chef du laboratoire municipal;

GODARD, directeur à l'école Monge;

GODIN, inspecteur d'académie;

JACOULET, inspecteur général;

JAVAL, directeur de laboratoire à l'école des hautes-études;

LENIENT, directeur de l'École normale d'instituteurs de la Seine;

MARIÉ DAVY, directeur de l'observatoire de Montsouris, président de la
Société française d'hygiène;

MASSON, éditeur;

DE MONTMAHOU, inspecteur général;

MOREL, chef de cabinet du Ministre de l'Instruction publique;

NAPIAS, docteur en médecine, secrétaire général de la Société de médecine publique et d'hygiène professionnelle;

ONIMUS, docteur en médecine;

PANAS, professeur à la Faculté de médecine;

PARROT, professeur à la Faculté de médecine;

PÉCAUT, inspecteur général;

PÉRÈS (Bernard), publiciste;

PERRIN (Maurice), professeur au Val-de-Grâce;

RIANT, docteur en médecine;

RIEDER, directeur de l'École alsacienne;

'senté à M. le Ministre de l'Instruction publique par la Commission
d'hygiène scolaire.

MM. E. Trạlat, directeur de l'École d'architecture ;

U. Trélat, professeur à la Faculté de médecine ;

Vacca, publiciste ;

Vulpian, professeur à la Faculté de médecine ;

Worms, docteur en médecine ;

Le Président du Cercle de la librairie ;

Mᵐᵉˢ Delabrousse, secrétaire générale de la Société Frœbel ;

Dillon, inspectrice générale des Écoles maternelles ;

Ferrand, directrice à l'École normale d'institutrices de la Seine ;

de Friedberg, directrice de l'École normale supérieure d'institutrices ;

Fleury (Nancy) ;

Marchef-Girard, directrice de l'École Sévigné ;

Millard ;

Toussaint, secrétaire générale de l'Association pour l'enseignement pro-
fessionnel des femmes ;

M. Pelletier, sous-chef de bureau à l'Administration centrale, secrétaire.

INDEX.

I.

DOCUMENTS ADMINISTRATIFS.

II.

ANNEXES.

I.

DOCUMENTS ADMINISTRATIFS.

INSTRUCTION SPÉCIALE

POUR LA CONSTRUCTION DES ÉCOLES MATERNELLES.

(Adoptée par le Comité des bâtiments scolaires.)

L'école maternelle comprend :

1° Un vestibule d'entrée formant salle d'attente pour les parents ;

2° Une ou deux salles d'exercices, conformément aux dispositions du décret du 2 août 1881 ;

3° Un préau couvert et fermé ;

4° Une cuisine pour préparer ou réchauffer les aliments des enfants ;

5° Une cour de récréation avec petit jardin ;

6° Un abri avec privés et urinoirs pour les enfants ;

7° Un logement pour la directrice, et, s'il y a lieu, un logement pour la sous-directrice.

I.

CONDITIONS GÉNÉRALES.

Art. 1er Le terrain destiné à une école maternelle doit être central, dans de bonnes conditions d'aération, d'un accès facile et sûr, éloigné de tout établissement bruyant, insalubre ou dangereux, à 100 mètres au moins des cimetières.

Le sol, s'il est humide, sera assaini par un drainage.

L'étendue superficielle du terrain sera évaluée à raison de 8 mètres environ par élève ; elle ne pourra toutefois être inférieure à 400 mètres.

Art. 2. La disposition des bâtiments sera déterminée suivant le climat de la région, en tenant compte des conditions hygiéniques, de l'exposition, de la configuration et des dimensions de l'emplacement, des ouvertures libres sur le ciel et surtout de la distance des constructions voisines.

Quand l'école maternelle fera partie d'un groupe scolaire, on évitera de la placer entre l'école de garçons et l'école de filles.

Art. 3. Tous les locaux à l'usage des enfants seront situés au rez-de-chaussée.

Le rez-de-chaussée sera exhaussé de trois marches de $0^m,15$ au-dessus du niveau extérieur.

Art. 4. Aucun service étranger ne pourra être installé dans les bâtiments de l'école.

II.

SALLES D'EXERCICES.

Art. 5. Lorsqu'il y aura deux salles d'exercices, elles ne pourront être contiguës. Elles devront être l'une et l'autre en communication avec le préau couvert, soit directement, soit par des couloirs ou galeries d'au moins $1^m,50$ de largeur.

Art. 6. Les salles d'exercices seront de forme rectangulaire.

Leur surface sera calculée de façon à assurer à chaque enfant un minimum de $0^m,80$.

La hauteur sous plafond sera de 4 mètres ; la largeur maxima de 8 mètres.

Art. 7. Le sol sera parqueté en bois dur, scellé, autant que possible, sur bitume.

Toutefois, on admettra les bois de sapin et de pin dans les régions où ils sont seuls en usage, sous la condition qu'ils seront employés par lames étroites et passés à l'huile de lin bouillante.

Si le plancher n'est pas établi sur caves, il sera posé sur une plate-forme ou couche de matériaux imperméables.

Art. 8. Les plafonds seront plans et unis.

Une ligne indiquant le Nord-Sud y sera tracée.

Il n'existera pas de corniche autour des murs.

Les angles formés par la rencontre des murs, cloisons, seront arrondis sur un rayon de $0^m,10$.

Tous les parements intérieurs seront recouverts d'un enduit lisse permettant de fréquents lavages.

Sur une hauteur de 1 mètre, le revêtement devra être en boiserie.

Aʀт. 9. Les portes seront, de préférence, à un seul vantail et auront
oᵐ,90 de largeur.

Les portes donnant directement des salles d'exercices sur l'extérieur
(rues, chemins ou cours) sont interdites.

Aʀт. 10. L'éclairage par le plafond est interdit.

Les fenêtres devront être établies sur les deux murs longitudinaux des
salles d'exercices.

Elles seront rectangulaires ou légèrement cintrées. Le nombre en sera
calculé et les dimensions proportionnées de façon que la lumière arrive
dans toutes les parties de la salle.

La distance entre le dessus du linteau et le dessous du plafond sera
d'environ oᵐ,20.

L'appui, taillé en glacis sur les deux faces, ne sera pas à plus de 1ᵐ,20
du sol.

Les châssis seront, dans le sens de la hauteur, divisés en deux parties
s'ouvrant séparément pour la ventilation.

Aʀт. 11. On installera dans chaque salle un poêle pourvu d'un réservoir d'eau avec surface d'évaporation.

Ce poêle sera garni d'une double enveloppe métallique ou d'une enveloppe de terre cuite.

Il sera entouré d'une grille en fer et ne contiendra ni four ni chauffe-
plats.

Le tuyau de fumée ne devra, en aucun cas, passer au-dessus de la tête
des enfants.

Les élèves ne pourront être placés à une distance du poêle moindre
de 1ᵐ,25.

Le poêle en fonte à feu direct est interdit.

Aʀт. 12. Des dispositions seront prises pour assurer, concurremment
avec le chauffage, une ventilation convenable de toutes les parties de la
salle.

Les orifices d'accès de l'air pur, qui devra être pris immédiatement
à l'extérieur, et les orifices d'échappement de l'air vicié auront une section suffisante pour prévenir les obstructions.

III.

PRÉAU. — VESTIAIRE. — LAVABOS. — LITS DE REPOS.

Art. 13. La surface du préau sera de 0^m,80 environ par élève ; la hauteur de 4 mètres sous plafond.

Le préau sera construit conformément aux prescriptions des articles 5, 6, 7, 8, 9, 10, 11 et 12 qui précèdent.

Le mobilier comprendra :

Des portemanteaux pour les vêtements et des rayons à claire-voie disposés le long des parois ;

Deux ou trois lits de camp en bois ;

Des bancs fixes avec dossiers établis au pourtour ;

Des tables et des bancs mobiles pour les repas des enfants.

Art. 14. Des lavabos seront installés à l'une des extrémités du préau, dans une partie fermée par une claire-voie de 1^m,20 de hauteur, avec portes d'entrée et de sortie.

La hauteur des cuvettes au-dessus du sol ne dépassera pas 0^m,50. Il y en aura une par dix enfants.

Le sol de cette partie du préau sera carrelé, cimenté, dallé ou bitumé.

IV.

CUISINE.

Art. 15. La cuisine devra être en communication facile avec le préau. Elle prendra l'air et le jour dieectement de l'extérieur.

Le sol sera carrelé, dallé ou cimenté.

V.

COUR DE RÉCRÉATION. — JARDIN.

Art. 16. La surface de la cour de récréation sera calculée à raison de 3 mètres environ par enfant ; elle ne pourra avoir toutefois moins de 150 mètres.

Art. 17. Le sol sera sablé. Le bitume, le pavage ou le ciment ne pourront être employés que pour les passages et les trottoirs.

Les passages et les trottoirs ne feront jamais saillie.

Dans le cas où le terrain serait en déclivité, la pente ne devra pas dépasser o^m,o3 par mètre.

Le nivellement du sol sera établi de façon à assurer l'écoulement des eaux.

Les eaux ménagères ne devront jamais traverser la cour à ciel ouvert.

Art. 18. La cour de récréation sera plantée d'arbres placés à distance convenable des bâtiments et disposés de façon à ménager l'espace nécessaire aux exercices et aux jeux des enfants. Un petit jardin pourra y être annexé.

Une fontaine d'eau potable sera installée dans la cour.

Des bancs en bois, à lames et à dossier, seront établis au pourtour.

VI.

PRIVÉS.

Art. 19. Toute école maternelle devra être munie de privés distincts pour chaque sexe et d'urinoirs pour les garçons.

Les privés et les urinoirs seront mis en communication par un abri avec le préau ou les salles d'exercices.

Art. 20. Les privés seront disposés de façon que les vents régnants ne rejettent pas les gaz dans les bâtiments ni dans la cour.

Ils seront divisés par cases. Il y aura une case pour quinze enfants environ.

Chaque case aura o^m,55 de largeur sur o^m,8o de profondeur.

Art. 21. Le siège sera couvert d'une lunette en bois. Il aura une hauteur d'environ o^m,23 et sera légèrement incliné en avant.

L'orifice, d'une forme oblongue, aura environ o^m,2o sur o^m,14. Il ne sera pas à plus de o^m,o5 du bord.

La cuvette sera munie d'un appareil obturateur.

Art. 22. Les urinoirs seront en nombre au moins égal à celui des privés.

Les cases auront environ o^m,35 de largeur, o^m,25 de profondeur et o^m,7o de hauteur.

Art. 23. Les parois et le sol des privés et des urinoirs seront en matériaux imperméables. Tous les angles seront arrondis.

Une pente sera ménagée pour l'écoulement des liquides vers le siège, avec ouverture d'échappement au-dessus de la fermeture de l'appareil obturateur.

Un service d'eau sera établi pour le nettoyage.

Art. 24. Les fosses seront fixes ou mobiles.

Les fosses mobiles, quel que soit le système de vidange adopté, seront préférées toutes les fois qu'il sera possible de les établir; elles seront pourvues d'un ventilateur.

Les fosses fixes seront de petite dimension sans jamais avoir toutefois moins de 2 mètres de long, de large et de haut. Elles seront voûtées, construites en matériaux imperméables et enduites de ciment.

Elles seront étanches et le fond sera disposé en forme de cuvette ; les angles extérieurs seront arrondis sur un rayon de o^m,25.

Elles seront établies loin des puits.

Elles seront munies d'un tuyau d'évent, qui sera élevé au-dessus de la toiture des privés aussi haut que l'exigera la disposition des constructions voisines.

Art. 25. Les urinoirs et les privés n'auront pas de fermeture.

Ils seront masqués par une cloison pleine placée à o^m,60 du bord des cases. Cette cloison, élevée de o^m,15 au-dessus du sol, n'aura pas plus de o^m,70 de hauteur.

VII.

LOGEMENTS.

Art. 26. Le logement de la directrice comprendra deux ou trois pièces à feu, une cuisine, des privés intérieurs et une cave. La superficie totale sera de 70 mètres carrés.

Art. 27. Le logement de l'adjointe comprendra une pièce à feu et un cabinet.

Art. 28. L'école et les logements seront distincts. Ils n'auront aucune communication directe.

INSTRUCTION SPÉCIALE

POUR LA CONSTRUCTION DES ÉCOLES PRIMAIRES ÉLÉMENTAIRES.

(Adoptée par le Comité des bâtiments scolaires.)

L'école primaire élémentaire comprend :

1° Un vestiaire distinct ou un vestibule pouvant servir de vestiaire ;

2° Une ou plusieurs classes ;

3° Un préau couvert avec gymnase et, s'il y a lieu, un petit atelier pour le travail manuel élémentaire ;

4° Une cour de récréation et un jardin, partout où il sera possible ;

5° Des privés et des urinoirs ;

6° Un logement pour l'instituteur ou l'institutrice et, s'il y a lieu, des logements pour les adjoints ou les adjointes.

En outre, s'il y a lieu, pour les écoles de plus de trois classes :

1° Un logement de concierge ;

2° Une pièce d'attente pour les parents ;

3° Un cabinet pour l'instituteur ou l'institutrice ;

4° Une pièce pour les adjoints ou les adjointes ;

5° Une salle de dessin avec un cabinet pour dépôt de modèles ;

6° Un atelier pour le travail manuel des écoles de garçons ou une salle de couture et de coupe dans les écoles de filles ;

7° Un gymnase.

(Dans les écoles doubles, le logement du concierge, la salle de dessin et le gymnase pourront être communs.)

I.

CONDITIONS GÉNÉRALES.

Art. 1er Le terrain destiné à recevoir une école doit être central, bien aéré, d'un accès facile et sûr, éloigné de tout établissement bruyant, malsain ou dangereux, à 100 mètres au moins des cimetières.

Le sol sera assaini par le drainage.

Art. 2. La superficie du terrain sera évaluée à raison de 10 mètres environ par élève; elle ne pourra toutefois avoir moins de 500 mètres.

L'école et ses annexes seront entourées d'une clôture.

Art. 3. La disposition des bâtiments sera déterminée suivant le climat de la région, en tenant compte des conditions hygiéniques, de l'exposition, de la configuration et des dimensions de l'emplacement, des ouvertures libres sur le ciel et surtout de la distance des constructions voisines.

Art. 4. Dans les communes où le même bâtiment contiendra l'école et la mairie, les deux services devront être complètement séparés.

Aucun service étranger à l'école ne pourra être installé dans les bâtiments scolaires.

Art. 5. L'épaisseur des murs ne sera, dans aucun cas, moindre de $0^m,45$ s'ils sont construits en moellons, et de $0^m,35$ s'ils sont construits en briques.

Art. 6. Les matériaux trop perméables seront exclus de la construction. La tuile et l'ardoise seront employées pour la couverture de préférence au métal.

Art. 7. Le sol du rez-de-chaussée sera exhaussé de $0^m,60$ au-dessus du niveau extérieur.

Les pentes du terrain entourant la construction seront ménagées de façon à en éloigner les eaux.

Art. 8. Si le plancher n'est pas établi sur caves, il sera posé sur une plate-forme ou couche de matériaux imperméables.

Art. 9. Dans tout groupe scolaire, les bâtiments affectés aux diverses écoles seront indépendants les uns des autres et auront des entrées distinctes.

On évitera de placer l'école maternelle entre l'école de garçons et l'école de filles.

Art. 10. L'effectif d'un groupe complet ne devra pas dépasser 750 élèves, savoir : 300 garçons, 300 filles et 150 enfants pour l'école maternelle.

II.

LOGEMENT DU CONCIERGE.

Art. 11. Lorsque l'école aura un concierge, son logement sera établi au rez-de-chaussée et comprendra : une loge, une cuisine, une ou deux pièces, des privés et une cave.

La pièce d'attente pour les parents sera située à proximité de la loge du concierge.

III.

VESTIAIRES. — COULOIRS. — ESCALIERS.

Art. 12. Chaque classe aura, autant que possible, un vestiaire; toutefois, le même vestiaire pourra servir à deux ou à plusieurs classes contiguës. On y établira des portemanteaux pour les vêtements et des rayons pour les paniers ou les sacs à provisions.

Dans les écoles rurales, le vestibule pourra servir de vestiaire.

Art. 13. Chaque classe aura une entrée indépendante. Les portes ne devront pas ouvrir directement sur la rue, ni sur les cours.

Art. 14. Lorsque les classes seront desservies par des galeries ou couloirs, ces galeries auront une largeur minima de 1^m,50 et recevront directement l'air et la lumière.

Art. 15. Les classes installées aux étages seront desservies par des escaliers droits sans partie circulaire.

Les volées de treize à seize marches seront séparées par un palier de repos.

Les marches auront, au minumun, 1^m,35 de largeur, 0^m,28 à 0^m,30 de foulée et, au maximum, 0^m,16 de hauteur.

Les barreaux seront espacés de o^m,13 d'axe en axe. La main courante sera garnie de boutons saillants placés à 1 mètre de distance au plus. Une seconde main courante sera disposée le long des murs.

Art. 16. Toute école recevant 300 élèves aux étages devra être desservie par deux escaliers.

IV.

CLASSE.

Art. 17. Le nombre maximum des places par classe sera de 5o.

Art. 18. La classe sera de forme rectangulaire. La surface sera calculée à raison de 1^m,25 par élève.

La hauteur sous plafond ne sera jamais moindre de 4 mètres.

Art 18. Les dimensions des baies seront calculées de façon que la lumière éclaire toutes les tables. La largeur des trumeaux sera aussi réduite que possible.

Les fenêtres seront rectangulaires ou légèrement cintrées.

L'intervalle entre la partie haute de la fenêtre et le niveau des plafonds sera d'environ o^m, 20.

Les appuis seront taillés en glacis sur les deux faces, et élevés de 1^m, 20 au-dessus du sol.

Lorsque l'éclairage sera unilatéral, le jour viendra nécessairement de la gauche des élèves et les conditions suivantes seront exigées :

1° La hauteur de la classe devra être égale aux deux tiers environ de sa largeur;

2° Des baies d'aération seront percées dans la face opposée à celle de l'éclairage.

Dans tous les cas, la distance de la face ou des faces d'éclairage aux constructions voisines ne sera jamais inférieure à 8 mètres.

Art. 20. On ne percera jamais de baies d'éclairage dans le mur qui fait face à la table du maître, ni dans celui qui fait face aux élèves.

L'éclairage par un plafond vitré est interdit.

Art. 21 Les châssis des fenêtres seront, dans le sens de la hauteur, divisés en deux parties, s'ouvrant séparément pour la ventilation.

Art. 22. Les plafonds seront plans et unis. Une ligne indiquant le Nord-Sud y sera tracée.

Il n'existera pas de corniche autour des murs.

Les angles formés par la rencontre des murs ou cloisons entre eux, ou avec les plafonds, seront arrondis sur un rayon de $0^m,10$.

Tous les parements intérieurs seront recouverts d'un enduit lisse permettant de fréquents lavages.

A la hauteur de $1^m,20$, à défaut de boiserie, le revêtement sera exécuté en ciment.

Art. 23. Le sol des classes sera parqueté en bois dur, scellé, autant que possible, sur bitume.

Toutefois on admettra les bois de sapin et de pin dans les régions où ils sont seuls en usage, sous la condition qu'ils seront employés par lames étroites et passés à l'huile de lin bouillante.

Art. 24. Les portes des classes seront de préférence à un seul vantail, et auront $0^m,90$ de largeur.

Art. 25. La classe de l'école mixte ne sera pas divisée par une cloison.

Les filles et les garçons seront groupés séparément.

Art. 26. On installera dans chaque salle un poêle pourvu d'un réservoir d'eau avec surface d'évaporation.

Ce poêle devra être garni d'une double enveloppe métallique ou d'une enveloppe de terre cuite.

Il sera entouré d'une grille en fer et ne contiendra ni four ni chauffe-plats.

Le tuyau de fumée ne devra, en aucun cas, passer au-dessus de la tête des enfants.

Les élèves ne pourront être placés à une distance du poêle moindre de $1^m,25$.

Le poêle en fonte à feu direct est interdit.

Art. 27. Des dispositions seront prises pour assurer, concurremment avec le chauffage, une ventilation convenable de toutes les parties de la salle de classe. Les orifices d'accès de l'air pur, qui devra être pris immédiatement à l'extérieur, et les orifices d'échappement de l'air vicié auront une section suffisante pour prévenir les obstructions.

V.

SALLE DE DESSIN. — ATELIER POUR LE TRAVAIL MANUEL ÉLÉMENTAIRE.

Art. 28. Dans les écoles de quatre classes et plus, une salle distincte sera affectée à l'enseignement du dessin. La superficie de cette salle sera calculée à raison de $1^m,50$ au minimum par place. Un cabinet pour le dépôt des modèles y sera annexé.

Art. 29. Dans toutes les écoles de garçons, un atelier sera installé pour le travail manuel élémentaire. Dans les écoles de moins de trois classes, cet atelier pourra être aménagé sous le préau.

Dans toutes les écoles de filles de plus de trois classes, une salle sera aménagée pour les travaux de couture et de coupe.

VI.

PRÉAU COUVERT. — DÉPENDANCES DU PRÉAU. — GYMNASE.

Art 30. Toute école sera pourvue d'un préau couvert ou abri. La surface sera de $1^m,25$ environ par élève, la hauteur de 4 mètres sous plafond.

Il pourra y être installé des lavabos, ainsi que des tables mobiles pour les repas des élèves.

Art. 31. Un fourneau pourra être établi à proximité du préau pour préparer ou réchauffer les aliments des enfants.

Art. 32. A défaut d'une salle spéciale pour l'enseignement de la gymnastique, une partie du préau ou abri sera affectée à l'installation des appareils.

Le portique pourra être dressé dans la cour de récréation.

VII.

COUR DE RÉCRÉATION. — JARDIN.

ART. 33. La surface de la cour de récréation sera calculée à raison de 5 mètres au moins par élève ; elle ne pourra avoir moins de 200 mètres.

ART. 34. Le sol sera sablé. Le bitume, le pavage ou le ciment ne pourront être employés que pour les passages et les trottoirs.

Les passages et les trottoirs ne feront jamais saillie.

Le nivellement du sol sera établi de façon à assurer l'écoulement des eaux.

Les eaux ménagères ne devront pas traverser la cour à ciel ouvert.

ART. 35. La cour de récréation pourra comprendre un petit jardin à l'usage des enfants. Elle sera plantée d'arbres placés à une distance convenable des bâtiments.

Des bancs fixes seront établis au pourtour de la cour. Une fontaine ou une pompe y sera installée.

Dans les écoles mixtes, la cour sera divisée par une claire-voie.

VIII.

PRIVÉS ET URINOIRS. — FOSSES.

ART. 36. Toute école devra être munie de privés à raison de deux cabinets par classes dans les écoles de garçons et de trois cabinets par classe dans les écoles de filles.

Un cabinet sera réservé pour les maîtres.

ART. 37. Les privés seront placés dans la cour de façon à être facilement surveillés.

Ils seront disposés de telle sorte que les vents régnants ne rejettent pas les gaz dans les bâtiments, ni dans la cour.

Les cases auront $0^m,70$ de largeur et $1^m,10$ de longueur environ. Les portes ouvriront en dehors et seront munies de tampons en caoutchouc ;

elles seront surélevées de 0^m,20 au-dessus du sol et auront 1^m,10 de hauteur.

Le siège, en pierre, ciment ou fonte, aura 0^m,20 de hauteur; il sera incliné de toute part vers l'orifice.

L'orifice de forme oblongue, aura environ 0^m,20 sur 0^m,14; il sera à 0^m,10 du devant.

La cuvette sera munie d'un appareil obturateur.

Dans les écoles mixtes, il y aura des privés distincts pour les garçons et pour les filles.

ART. 38. Les écoles de garçons seront munies d'urinoirs en nombre au moins égal à celui des privés. Les cases auront environ 0^m,35 de profondeur sur 0^m,30 de hauteur; elles seront espacées de 0^m,40.

Un service d'eau sera établi pour le nettoyage.

ART. 39. Les parois et le sol seront en matériaux imperméables; tous les angles seront arrondis.

Une pente sera ménagée pour l'ecoulement des liquides vers le siège avec ouverture d'échappement au-dessus de la fermeture de l'appareil obturateur.

ART. 40. Les fosses seront fixes ou mobiles.

Les fosses mobiles, quel que soit le système de vidange adopté, seront préférées toutes les fois qu'il sera possible de les établir; elles seront pourvues d'un ventilateur.

Les fosses fixes seront de petite dimension, sans jamais avoir toutefois moins de 2 mètres de long, de large et haut. Elles seront voûtées, construites en matériaux imperméables et enduites de ciment.

Elles seront étanches et le fond sera disposé en forme de cuvette; les angles extérieurs seront arrondis sur un rayon de 0^m,25.

Elles seront établies loin des puits.

Elles seront munies d'un tuyau d'évent qui sera élevé au-dessus de la toiture des privés, aussi haut que l'exigera la disposition des constructions voisines.

IX.

LOGEMENT DE L'INSTITUTEUR. — LOGEMENT DES ADJOINTS.

Art. 41. Le logement de l'instituteur se composera d'une salle à manger, de deux ou trois pièces, d'une cuisine, des privés et d'une cave. La superficie totale sera de 70 à 90 mètres carrés.

Le cabinet de l'instituteur sera situé au rez-de-chaussée et, autant que possible, à proximité des classes et du parloir.

Art. 42. Aucune communication directe ne devra exister entre les classes et le logement de l'instituteur.

Art. 43. Le logement des maîtres-adjoints comprendra une chambre et un cabinet.

Art. 44. Un même escalier pourra desservir plusieurs logements.

Art. 45. Dans les écoles de quatre classes et plus, une pièce située au rez-de-chaussée servira de vestiaire et de réfectoire pour les maîtres-adjoints.

RAPPORT DE LA COMMISSION

CHARGÉE DE L'ENQUÊTE MÉDICALE SUR L'ÉTAT SANITAIRE DE L'ÉCOLE
NORMALE DES INSTITUTEURS DE LA SEINE
ET EN PARTICULIER SUR UNE ÉPIDÉMIE DE FIÈVRE TYPHOIDE.

MONSIEUR LE MINISTRE,

Nous avons l'honneur de vous adresser le rapport de la Commission nommée par arrêté du 19 juillet 1881 pour faire une enquête médicale sur l'état sanitaire de l'École normale des instituteurs de la Seine.

La Commission s'est réunie quelques jours après sa nomination : elle proposa tout aussitôt les mesures qui lui parurent les plus urgentes, dans le but d'enrayer l'épidémie de fièvre typhoïde qui sévissait alors à l'École normale. L'Administration s'empressa d'appliquer ces mesures.

Ce n'était là pour ainsi dire qu'une entrée en matière. La Commission se mit à l'œuvre avec activité pour remplir la mission qui lui avait été confiée. Elle est convaincue à la suite de son enquête que des modifications plus profondes sont nécessaires et imposées par les règles de l'hygiène, en dehors même de toute préoccupation d'épidémie.

Nous avons soigneusement examiné les côtés défectueux des bâtiments; nous avons étudié également, au point de vue médical, la population scolaire, et nous avons constaté que, d'autre part, les élèves sont particulièrement prédisposés par leur âge, par leur vie antérieure au grand air, par le non-cclimatement, à contracter certaines maladies et particulièrement la fièvre typhoïde.

C'est l'exposé de cette situation et l'ensemble des réformes qui nous paraissent propres à y porter remède que nous avons l'honneur de vous transmettre aujourd'hui.

Veuillez recevoir, Monsieur le Ministre, l'assurance de notre profond respect.

LES MEMBRES DE LA COMMISSION :

MM. VULPIAN, membre de l'Institut, professeur à la Faculté de médecine, de Paris, président;

MM. Cernesson, membre du Conseil général, vice-président;
Martial Bernard, président de la Commission de surveillance;
Bouchardat, professeur à la Faculté de médecine de Paris, membre de l'Académie de médecine.
Bouchard, professeur à la Faculté de médecine de Paris;
Docteur Bourceret, ancien interne des hôpitaux de Paris;
Georgin, inspecteur de l'Enseignement primaire.

RAPPORT

A M. LE MINISTRE DE L'INSTRUCTION PUBLIQUE.

MM. Bouchard et Bourceret, rapporteurs.

L'École normale d'instituteurs de la Seine prit possession des bâtiments qu'elle occupe actuellement au mois d'octobre 1872. Dès cette époque, ou peu après, la fièvre typhoïde y fit son apparition, et pendant la *première année*, le nombre des élèves atteints fut de 7 à 8 sur les 25 qui composaient la première promotion, soit le tiers de la population scolaire.

Ce chiffre élevé, effrayant, a vivement frappé l'attention de la Commission : elle s'est demandé s'il n'y avait pas, dans l'installation même de l'École normale, un vice originel qu'il importait de découvrir.

Aussi, avant d'étudier l'épidémie récente, il nous a paru de toute nécessité de faire un retour dans le passé et de chercher tous les renseignements qui pourraient nous mettre sur la voie du foyer d'infection qui paraît remonter à une date bien antérieure à la dernière manifestation typhique pour laquelle nous avons été consultés.

La Commission ne pouvait mieux faire, pour obtenir des renseignements précis, que de s'adresser aux médecins de l'École, et elle convoqua MM. Riant et Sée.

M. Riant a assisté à l'établissement de l'École normale. Il fut consulté à cette époque pour donner son avis sur l'état de salubrité des bâtiments; M. Riant émit un avis défavorable, dont il ne fut pas tenu compte. Son avis, cependant, était motivé sur les considérations suivantes : Les bâtiments proposés avaient été occupés successivement en 1870-71 par les mobiles et ensuite par les fédérés. Le résultat de ces occupations successives, est-il besoin de le dire, avait été de mettre ces bâtiments dans un état de malpropreté extrême; de plus, lorsque Paris fut enlevé aux fédérés par l'armée régulière, le bâtiment fut criblé de projectiles et resta pendant un certain temps abandonné, les fenêtres brisées, ouvert à la pluie et à tous les vents. C'est dans ces conditions déplorables que l'École normale fut installée dans cette maison. Des réparations étaient nécessaires, car les parquets étaient souillés et pourris pour la plupart; les murs étaient humides, ruisselants d'eau par place. On fit les plus grosses réparations; malheureusement, de l'aveu de M. Riant, elles furent incomplètes et insuffisantes; on négligea beaucoup de mesures hygiéniques que commandaient l'encombrement, la malpropreté et probablement la contamination antérieure résultant du séjour des troupes.

Nous ajouterons encore que les bâtiments sont déjà vieux et qu'ils ont été occupés avant le siège de Paris par un pensionnat privé. Il eût été intéressant de savoir quel était à cette époque l'état sanitaire; nous n'avons pu recueillir aucun renseignement précis à cet égard.

Après ce que nous venons de rapporter, on ne doit pas s'étonner que, depuis l'installation de l'École normale, la fièvre typhoïde se soit montrée chaque année et ait frappé un nombre relativement considérable d'élèves.

Ces renseignements nous ont été fournis de mémoire par M. Riant. Les registres d'infirmerie, tenus exactement par notre confrère, ont été consignés avec tous les registres de l'École au greffe du tribunal, à la suite d'un procès, et il nous a été impossible d'établir une statistique rigoureuse jusqu'à la dernière épidémie.

Le nombre des élèves, qui était d'abord de 25, fut l'année suivante de 50, et la troisième année de 75; chiffre représentant les trois promotions qui accomplissent, en se renouvelant par tiers chaque année, le programme des cours, dont la durée est de trois ans.

On éleva progressivement le nombre des admis de chaque promotion et, l'année dernière, pendant l'épidémie dont il s'agit, le nombre total des élèves était de 104.

Les bâtiments où se trouvait l'École normale n'avait pas comme destination unique l'installation de cette école; en effet, on y établissait bientôt une école primaire contenant actuellement 3oo élèves, et peu après, l'école J.-B. Say, qui compte 12o pensionnaires, 6o demi-pensionnaires et 17o externes.

Il y a donc accumulation sur le même point d'un grand nombre d'enfants et de jeunes gens (7 à 8oo) qui sont, il faut le remarquer tout de suite, dans des conditions bien différentes au point de vue de la réceptivité morbide, conditions sur lesquelles nous reviendrons, et qui expliquent comment l'École normale est particulièrement éprouvée par la maladie.

Aux mauvaises conditions hygiéniques que nous citions plus haut, venait donc encore s'adjoindre un certain degré d'encombrement.

Aussi, la fièvre typhoïde fit-elle élection de domicile à l'École normale, et on peut dire qu'elle y existe à l'état endémique; il n'y a pas eu, à proprement parler, une succession d'épidémies, mais des recrudescences d'une sorte d'endémie. Ces recrudescences ont en général coïncidé avec l'époque des chaleurs, c'est-à-dire avec la fin de l'année scolaire, alors que les élèves travaillaient le plus et étaient déjà fatigués par le travail antérieur de toute l'année; alors que le niveau des eaux souterraines était le plus abaissé et les fermentations du sous-sol le plus actives.

Enfin pour compléter ces quelques détails rétrospectifs, disons que la fièvre ne paraît jamais avoir été importée de l'extérieur à l'intérieur. M. Riant l'a toujours vu naître dans l'école.

Dernière épidémie. — Nous arrivons maintenant à la dernière épidémie. La maladie n'atteignit pas tout d'un coup un grand nombre d'élèves; elle s'établit insidieusement et alla en augmentant progressivement depuis le mois de décembre, où elle débuta, jusqu'au mois d'avril, époque à laquelle l'école fut licenciée sur le conseil de M. Vulpian. Quelques travaux de désinfection furent exécutés pendant le licenciement de l'école; aussi, dans les mois de mai, juin et juillet, on n'observa plus de nouveaux cas. Il y eut cependant un cas en mai; mais l'élève atteint était revenu de vacances malade et il est probable qu'il avait contracté la maladie en avril, avant le licenciement de l'école.

Cet état sanitaire satisfaisant ne se maintint pas et, dans le mois d'août, deux nouveaux cas furent signalés avant les vacances.

En résumé, du mois de décembre 1880 au mois d'août 1881, il y eut 13 cas qui se décomposent ainsi :

Décembre 1880,	2 cas,	2 élèves de première année.
Janvier 1881	0	
Février —	1	1 élève de première année.
Mars —	3	{ 2 élèves de première année, / 1 élève de troisième année.
Avril —	4	{ 2 élèves de première année. / 1 élève de deuxième année, / 1 élève de troisième année.

Licenciement de l'école en avril.

Mai —	1 cas,	1 élève de deuxième année (1).
Juin —	0	
Juillet —	0	
Août —	2	{ 1 élève de première année. / 1 élève de deuxième année.

Sur ces 13 cas, il y eut 3 décès.

Nous n'avons rien de particulier à dire sur la forme de la maladie; l'épidémie n'eut sous ce rapport aucun caractère tranché. Son mode de propagation, au contraire, présente quelques particularités intéressantes que nous allons relever.

Les 5 premiers élèves pris étaient de première année; ce n'est en quelque sorte qu'au moment où l'épidémie fut confirmée, et en pleine activité pour ainsi dire, que les élèves de deuxième et de troisième année furent atteints à leur tour. Encore furent-ils beaucoup moins éprouvés que les élèves de première année; car les deux promotions réunies de deuxième et troisième années ne fournissent que 5 cas sur les 13 (3 pour la deuxième année, 2 pour la troisième); les 8 autres cas sont fournis par les élèves de première année.

Les promotions étant en moyenne de 30 à 35, on voit *que le quart environ des élèves de première année fut frappé par la maladie.* C'est, du

---

(1) Cet élève est revenu malade à l'école; la maladie a été contractée avant le licenciement. Il n'y a pas eu de cas nouveaux en mai.

reste, toujours ainsi que les choses se sont passées dans les épidémies antérieures.

Une deuxième remarque importante à faire est la suivante : De ces 13 élèves 10 couchaient dans le même dortoir.

En jetant les yeux sur le plan ci-joint de ce dortoir (dortoir n° 2), on voit que les 5 premiers cas et le septième sont situés dans un espace restreint entourant le lit du premier élève attaqué; pour préciser, dans moins du tiers médian du dortoir, 6 élèves sur 18 ou 20 ont été pris. De ce foyer, l'épidémie passa à une des extrémités du dortoir et frappa 4 élèves sur 16 environ. L'importance de ces détails ne peut échapper, ils prouvent qu'une fois le foyer constitué, il s'étend de proche en proche; ils prouvent aussi que la diffusion est plus restreinte et plus limitée pour les miasmes typhiques que pour les autres affections contagieuses.

Ajoutons, de plus, que M. Bousquet, préfet des études, qui n'était à l'école que depuis un an et qui a malheureusement succombé à la fièvre typhoïde, habitait un appartement situé directement au-dessus du premier foyer signalé dans le dortoir.

Enfin 2 élèves seulement du premier dortoir furent atteints; le premier était depuis trois ans à l'école, la maladie se termina par la mort; le deuxième n'était à l'école que depuis 3 jours, la maladie dura 2 mois et se termina par la guérison.

Depuis la rentrée, de nouveaux cas se sont encore produits. Ils sont moins fréquents que l'année dernière. Mais ils montrent qu'il y a dans l'école un foyer permanent et qu'une épidémie peut éclater d'un moment à l'autre.

Après avoir pris connaissance de ces renseignements, nous avons étudié successivement les bâtiments et le personnel.

Étude des bâtiments. — Il ne nous paraît pas utile de faire la topographie complète des bâtiments; un coup d'œil jeté sur le plan serait plus instructif; nous nous bornerons à signaler les points défectueux.

Nous insisterons tout d'abord sur la position géologique qui présente un certain intérêt.

L'École normale est située sur le versant d'une colline qui, partant de Passy, aboutit, après avoir décrit plusieurs ondulations secondaires, à

PLAN DU DORTOIR (du 2ᵉ étage)

40 élèves de 1ʳᵉ année
18 .... de 2ᵉ ....
2 .... de 3ᵉ ....

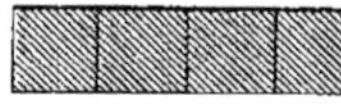 Cabinets du dortoir.

3ᵉ année,, „ 1ʳᵉ année 1ʳᵉ,,
)) 1ʳᵉ „ „ 1ʳᵉ
1ʳᵉ „ „ 1ʳᵉ 1ʳᵉ,,
)) 1ʳᵉ „ „ 1ʳᵉ
1ʳᵉ „ „ 1ʳᵉ 1ʳᵉ,,
1ʳᵉ „ „ 1ʳᵉ
)) 1ʳᵉ (1ʳᵉ) 4 „ 1ʳᵉ 1ʳᵉ,,
1ʳᵉ „ 2 (1ʳᵉ)
)) 1ʳᵉ (1ʳᵉ) 3 „ 1ʳᵉ 1ʳᵉ,,
1ʳᵉ „ „ 1ʳᵉ
1ʳᵉ „ „ 1ʳᵉ (1ʳᵉ) 1

)) 1ʳᵉ 1ʳᵉ „ 7 (2ᵉ) (1ʳᵉ) 5
2ᵉ „ 2ᵉ
)) 1ʳᵉ 2ᵉ „ 2ᵉ 1ʳᵉ))
2ᵉ „ 2ᵉ
6 1ʳᵉ (2ᵉ) „ 2ᵉ 1ʳᵉ))
2ᵉ 8 2ᵉ
)) 1ʳᵉ 2ᵉ „ 10 (2ᵉ) 1ʳᵉ))
2ᵉ „ 2ᵉ
)) 1ʳᵉ (2ᵉ année),, 9 (3ᵉ année) 1ʳᵉ))

Entrée

Cabinets
de la cour
de récréation. 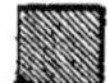

Puisard
de la cour
des cuisines.

Longueur ... 40ᵐ.35
Largeur ...... 9ᵐ. „
Hauteur 4ᵐ.20

Volume d'air 1525ᵐ. cubes 230
60 élèves — 8 heures de séjour.

la Seine. Sous la couche végétale, on rencontre le sable, et sous la couche
de sable une couche d'argile, qui partant des hauteurs de Passy, suit les
ondulations que nous indiquions plus haut et vient s'épanouir sur les
rives du fleuve. D'après les renseignements qui nous sont fournis
(MM. Cernesson et Séc), cette couche argileuse, en arrivant à Auteuil,
commence à 'se segmenter et n'existe plus qu'à l'état de ramifications
plus ou moins larges et plus ou moins rapprochées. D'autres renseignements fournis par M. Jouvion, économe de l'École normale, permettent
d'établir que, sous les bâtiments occupés actuellement, la couche glaiseuse
est presque continue et très voisine du sol ($1^m,5o$ à peine par place).
Est-il besoin de dire que cette disposition est mauvaise en ne permettant
pas l'absorption complète par le sol des eaux et des matières qu'elles
peuvent tenir en suspension ? La stagnation des eaux dans le sous-sol est
si réelle que les élèves ont dû exécuter eux-mêmes pendant la première
année de nombreux déplacements de terre pour se créer un jardin à la
place d'une sorte de marécage qui existait à l'extrémité sud de l'école.

Du reste, les terrains voisins sont encore, à l'époque des pluies, complètement inondés et transformés pour ainsi dire en étangs.

Humidité et imperméabilité, telle est donc la caractéristique de ce
terrain.

Nous passons maintenant à l'aménagement des bâtiments. — Nous
allons énumérer successivement les points qui nous ont paru mériter
des réformes.

1° Dortoirs. — Ils sont au nombre de deux contenant chacun 5o à
60 élèves. Le dortoir n° 2, là où l'épidémie s'est déclarée et propagée, contient 60 lits. La longueur est de $4o^m,35$, la largeur de 9 mètres, la hauteur
de $4^m,2o$, le volume d'air de 1,525 mètres cubes. Une cloison longitudi-
nale de $2^m,5o$ de hauteur, située au milieu du dortoir, le partage en
deux parties égales dans le sens de la longueur; de cette cloison lon-
gitudinale partent d'autres petites cloisons transversales, qui séparent
ainsi le dortoir en une série de petites loges fermées en avant par des
rideaux. Chaque élève a ainsi sa chambre à part. Ce système n'est pas,
approuvé par la majorité de la Commission. Tout en reconnaissant ce
qu'il peut avoir d'agréable pour les élèves, nous croyons qu'il gêne la
libre circulation de l'air et qu'il nécessite des soins de propreté extrême

qui exigeront, si on veut le maintenir, une surveillance incessante.

Nous disions que ces cloisons interceptaient le renouvellement facile de l'air; c'est, dans l'espèce, une circonstance d'autant plus fâcheuse que l'on n'a établi aucun système de ventilation dans ces dortoirs.

2° *Fosses d'aisances.* — La Commission tout entière appelle l'attention de l'Administration supérieure sur les améliorations urgentes qu'il importe de substituer au système actuel. Il n'y a à l'École normale que des fosses fixes. Ce système, mauvais partout chaque fois qu'il y a accumulation d'hommes sur le même point, est ici particulièrement regrettable à cause de la nature du terrain (imperméable). En outre, ces fosses sont très nombreuses et situées : les unes, sous la maison; les autres, au milieu des cours; elles sont ouvertes à l'air libre, et il n'y a ni siège, ni obturateur. Des cabinets d'aisances, en trop grand nombre, situés dans la maison même, à tous les étages, autour des salles d'étude et des dortoirs, sont mal établis et insalubres. Nous n'insisterons pas plus sur ces différents points, car il nous semble qu'il suffit de les signaler : les raisons de changer un pareil état de choses s'imposent d'elles-mêmes, surtout quand on sait que les matières fécales sont un des principaux agents de la transmission de la fièvre typhoïde et de beaucoup d'autres affections. Ces cabinets ainsi installés sont, malgré les soins que l'on peut en prendre, toujours sales; ils répandent une mauvaise odeur qui, suivant la nature du vent, empeste les élèves, soit au dortoir, soit dans les salles d'études, soit même au réfectoire. L'odeur qui s'exhale de ces fosses est souvent si repoussante, que M. Sée, médecin de l'École, déclare avoir soigné des enfants atteints de constipation volontaire; ils n'allaient pas aux cabinets par dégoût, et peu à peu, par une sorte d'accoutumance, ils n'allaient plus à la selle que tous les trois ou quatre jours. M. Sée a donc insisté vivement devant la Commission sur les réformes qu'il est nécessaire d'introduire dans le système des latrines.

3° *Puisards.* — C'est encore là un point des plus défectueux; il n'existe pas à l'École normale de conduites d'égout; les eaux ménagères, les eaux de lavage sont jetées dans des puisards; on y jette peut-être aussi quelquefois des urines et des matières fécales. Ces puisards très nombreux entourent, comme les cabinets, les bâtiments occupés par les élèves et contribuent largement pour leur part à l'insalubrité de l'établissement. Ajoutons de plus que fréquemment ils répandent une odeur intolérable. Il n'y a eu ici encore qu'une voix dans la Commission pour demander la suppression de ces foyers d'infection.

4° Régime des eaux. — Nous ne pouvons non plus passer sous silence la provenance des eaux qui servent à l'alimentation de l'École. Ces eaux viennent de la Seine, elles sont puissées dans le fleuve, en deux endroits différents. Habituellement elles sont fournies par le bassin de Chaillot, qui s'alimente au pont de l'Alma; mais, quand le bassin de Chaillot ne peut fournir l'eau en quantité suffisante, ce qui est assez fréquent, l'école est servie par la pompe d'Auteuil. Cette eau qui arrive directement sans avoir séjourné dans un réservoir est très sale et de mauvais goût. Il ne serait pas impossible non plus que le fleuve ayant reçu, avant d'arriver là, une grande quantité d'immondices de la ville, ne contînt, en ce point, le poison générateur de la fièvre typhoïde.

Étude du personnel. — Les élèves admis à l'École normale varient comme âge de 16 à 20 ans. Ils arrivent pour une notable part des départements. Quelques-uns, en très petit nombre, ont fait déjà un séjour dans des villes de province peu importantes comme population; mais, en somme, beaucoup de ces jeunes gens arrivent à Paris, entrent à l'école, venant de la campagne, de la vie au grand air; ils sont donc dans les conditions les plus favorables pour contracter la fièvre typhoïde car si l'on consulte les statistiques, on voit que le maximum de fréquence de la fièvre typhoïde a lieu de 15 à 30 ans et que la maladie; sévit particulièrement sur les personnes qui ont quitté la campagne pour venir habiter une grande ville.

Ces jeunes gens prédisposés par l'âge, prédisposés également par la non-acclimation, sont, toutes choses égales d'ailleurs, dans un état de réceptivité morbide qui les expose tout particulièrement à la contagion.

Et ces jeunes gens ainsi prédisposés tombent dans un milieu déjà infecté; il n'y a pas lieu d'aller chercher ailleurs la cause statistique désastreuse que nous avons mentionnée plus haut.

Surmenage. — A ces causes viennent encore s'en joindre d'autres adjuvantes, sur lesquelles la Commission appelle également l'attention.

Nous voulons dire le travail excessif, le surmenage.

Voici du reste l'emploi de la journée :

Lever à 5 heures.
De 5 heures 1/2 à 7 heures, étude.
De 7 heures à 8 heures, déjeuner et repos.
De 8 heures à 11 heures, classes.
De 11 heures à 12 heures, déjeuner et récréation,
De 12 heures à 3 heures, étude et classes.
De 3 heures à 4 heures, goûter et gymnastique.
De 4 heures à 6 heures, classes.
De 6 heures à 7 heures, dîner et récréation.
De 7 heures à 9 heures, étude.

On voit par ce tableau que les élèves travaillent de 5 heures du matin à 9 heures du soir et qu'ils ont en moyenne à peine deux heures et demie de récréation par jour. Encore beaucoup d'entre eux sont-ils forcés pendant ce temps de terminer leurs devoirs, ou, s'ils veulent se livrer à des travaux non compris dans les programmes, musique, etc. etc., c'est sur ces deux heures et demie de récréation qu'ils doivent prélever le temps qu'ils y consacrent.

Enfin, depuis plusieurs années, on a augmenté considérablement les programmes sans augmenter le temps d'études. Aussi, de l'avis de leurs maîtres, les élèves sont-ils surmenés.

Encombrement. — L'École normale, primitivement située dans des locaux vastes, s'est vue resserrée par l'adjonction de l'école Say, qui lui a pris au moins la moitié des bâtiments. Puis, on a augmenté successivement le nombre de chaque promotion, de telle sorte qu'aujourd'hui il y a encombrement véritable. L'un des membres de la Commission, M. Georgin, insiste sur ce point, Il a dirigé, à Grenoble, une école normale. Le nombre des élèves était de 45, réunis dans un espace très restreint; le nombre des malades à l'infirmerie était toujours de 5 ou 6.

L'établissement reconnu insuffisant, après les réclamations répétées de la part de notre collègue, fut transporté dans un autre local construit en plein champ sur ses indications. Un système de ventilation bien établi permettait le libre renouvellement de l'air dans la salle d'étude et au dortoir. Bien que le nombre des élèves fût augmenté (64), M. Georgin n'avait plus de malades à l'infirmerie en permanence, comme dans le premier établissement.

Infirmerie. — L'infirmerie est située au premier étage d'un petit bâtiment annexe de l'école, mais à quelques mètres à peine des salles d'études et des dortoirs; il n'y a donc pas moyen d'isoler sérieusement les malades atteints de fièvres contagieuses.

Contrairement aux règles de l'hygiène la plus élémentaire, on a installé, au rez-de-chaussée de ce bâtiment, sous l'infirmerie, la cuisine et ses dépendances.

M. Bouchardat insiste sur la nécessité absolue de créer une infirmerie qui rende possible l'isolement complet des malades et des personnes qui les soignent. Sinon, toutes les mesures hygiéniques qui pourraient être prises, perdraient une grande partie de leur efficacité.

Établissements voisins. — La Commission a cherché aussi à se renseigner, à titre de comparaison, sur l'état sanitaire des établissements d'instruction situés dans le voisinage. M. le docteur Sée, médecin de l'École, nous a donné à cet égard des renseignements précieux. Il est le médecin d'un établissement privé situé à peu de distance de l'École normale. Cet établissement contient 80 internes; notre confrère n'a constaté, l'année dernière aucun cas de fièvre typhoïde. Il est vrai de dire que la population scolaire est différente. Les enfants font dans cet établissement leurs études complètes; par conséquent ils y entrent vers l'âge de 9 à 10 ans, c'est-à-dire à un âge où la réceptivité est moins grande: mais enfin, il y a un assez grand nombre d'adolescents, de 30 à 40 environ qui sont, comme ceux de l'École normale, prédisposés par leur âge à contracter la fièvre typhoïde, et il faut ajouter que, par rapport aux espaces occupés, l'encombrement est à peu près le même dans les deux établissements. Mais notre confrère fait remarquer que les cabinets d'aisances, dans l'établissement privé dont il est le médecin, peuvent, comme propreté et comme installation servir de modèle.

Un autre établissement, situé aussi dans le voisinage de l'école, contenant une centaine d'élèves dont l'âge varie également de 10 à 18 ans, a présenté deux cas de fièvre typhoïde.

Les deux personnes atteintes venaient de la campagne. (Renseignement fourni par M. Lenient.)

Ces faits graves, révélés par notre enquête, nous font un devoir d'insister énergiquement auprès de l'Administration supérieure pour l'engager à opérer des réformes considérables dans les conditions d'installation de l'École normale des instituteurs et des modifications dans la distribution des heures de travail et de repos, prescrites par la règle actuelle de cette école.

La Commission a vu avec peine que des jeunes gens, choisis pour la plupart parmi les meilleurs de la population de nos écoles primaires, sont envoyés, après avoir subi leurs examens d'admission, dans un établissement scolaire où un d'eux sur quatre, en moyenne, a pu contracter cette affection redoutable, la fièvre typhoïde, si grave par elle-même pendant sa durée, si grave aussi par les suites qu'elle peut laisser.

Conclusions A.

CAUSES DE L'ENDÉMIE TYPHOÏDE.

La fièvre typhoïde existe à l'état endémique à l'École normale ; il n'y a pas eu, comme nous l'avons fait remarquer, plusieurs épidémies distinctes les unes des autres : il est vrai qu'à certains moments, sous l'influence de conditions encore mal déterminées, la maladie s'est étendue et a semblé prendre le caractère épidémique ; mais des cas isolés s'observaient encore dans l'intervalle de deux épidémies successives et servaient de trait d'union.

Il existe, en résumé, depuis l'établissement de l'École normale dans cette maison, une suite non interrompue de cas de fièvre typhoïde qui révèlent la présence d'un foyer endémique.

Comment ce foyer s'est-il produit ? Existait-il avant l'occupation par l'armée et par les fédérés ? L'infection typhique date-t-elle de cette époque ? Le défaut de renseignements nous force à rester dans le doute ; c'est là, du reste, un point secondaire dans la question qui nous occupe ; le point important était de constater l'existence de ce foyer endémique.

Il est probable que le sol est contaminé ; il n'est pas impossible que les murailles elles-mêmes soient infectées.

Les médiateurs de la contamination sont surtout les cabinets et les fosses où séjournent et fermentent les matières fécales et les urines qui, provenant de typhiques, renferment l'agent infectieux de la maladie. Outre les déjections des typhiques qui créent incontestablement un danger permanent, il faut encore tenir compte de la genèse possible du poison par le seul fait d'une fermentation putride spéciale des matières organiques non contaminées que renferment ces fosses. Nous pouvons faire les mêmes observations au sujet des puisards dans lesquels on jette les eaux de lavage, des débris d'aliments en décomposition et peut-être quelquefois, malgré la surveillance, l'urine et les matières fécales.

Ces causes permanentes d'infection ont provoqué, avec une fréquence exceptionnelle, le développement de la maladie, parce qu'elles ont pu agir sur une population exceptionnellement prédisposée par :

L'âge,
L'origine,
Le défaut d'acclimatement,
La fatigue nerveuse,
L'insuffisance de la vie au grand air,
Le défaut d'activité corporelle.

Peut-être la mauvaise qualité des eaux puisées dans le fleuve, à un niveau où il est souvent contaminé, a-t-elle pu produire des cas isolés et provoquer ou renouveler ainsi l'infection de la maison. C'est un point à surveiller.

Conclusions B.

Nous sommes arrivés au but pratique de notre travail, à l'exposé des moyens propres à porter remède à un pareil état de choses.

Pour y arriver, il faut tout d'abord supprimer les causes permanentes qui empêcheraient la désinfection, et en conséquence :

(a) *Supprimer les fosses fixes et les puisards ;*
(b) *Créer des égouts ;*
(c) *Faire du drainage dans les parties basses ;*
(d) *Réformer le système des latrines.*

Il faut organiser les cabinets d'aisances, de telle sorte qu'ils ne répandent plus d'émanations infectes, répugnantes et surtout nuisibles. — Pour cela deux conditions sont essentielles, quel que soit le système que l'on adopte ; il faut un obturateur et une circulation d'eau. Nous préférons de beaucoup aux autres systèmes les cabinets avec siège ; ils sont plus commodes et plus faciles à entretenir propres.

Ces cabinets devront être maintenus dans un état de propreté parfaite. Pour obtenir ce résultat, on devra rendre responsable (comme il est naturel) tout élève qui quitte les cabinets, de la propreté de ces cabinets. Aussi est-il indispensable que ces cabinets soient très bien installés, faciles à nettoyer et d'une propreté absolue, quand ils seront livrés aux élèves.

Nous insistons à dessein sur ces détails, car il nous paraît très utile d'habituer à ces soins de propreté, dans l'école même, ceux qui doivent élever les enfants du peuple. — Si ces jeunes gens ne prennent pas eux-mêmes ces bonnes habitudes, pendant leur séjour à l'École, ils ne seront pas plus sévères pour leurs élèves qu'on ne l'a été pour eux.

C'est là un point d'hygiène domestique bien négligé dans nos villes et surtout dans nos campagnes, et les instituteurs rendraient un grand service en habituant les enfants à ces soins de propreté élémentaires.

(e) *Avoir le nombre de cabinets nécessaires, mais pas au delà.* Les cabinets nous ont paru trop nombreux, surtout dans la maison.

(f) *Supprimer les urinoirs des cours* et les remplacer par des cuvettes à circulation d'eau, le tout emporté par l'égout ou par des fosses mobiles.

Quand ces causes permanentes d'infection auront disparu, il faudra désinfecter la maison, on devra donc :

(a) *Enlever les matériaux humides ou pourris.*

(b) *Recouvrir les parois d'un stuc qui rende le lavage possible.* Cet enduit devra au moins revêtir les pièces où les élèves séjournent pendant un temps assez long ; il est indispensable dans les dortoirs, surtout si l'on veut garder le système de cloisonnement actuel.

Le lavage devra être fait au moins toutes les semaines.

(c) *Empêcher que les vases de nuit soient cachés dans des tables de nuit.*

En Angleterre, dans nombre de maisons d'éducation, on met simplement le vase de nuit sous le lit, c'est le meilleur moyen pour les surveillants de s'assurer qu'il est propre. D'autre part, les tables de nuit de nos écoles sont en bois et sont bien vite imprégnées d'une mauvaise odeur. Si on veut garder les tables de nuit, elles doivent être en marbre à l'intérieur et lavées souvent.

(d) *Créer une infirmerie qui permette l'isolement vrai des malades et des personnes qui leur donnent des soins.*

(e) *Enlever du dortoir et désinfecter immédiatement le lit de tout élève atteint de fièvre typhoïde.*

Enfin il nous reste encore quelques observations à faire concernant les élèves eux-mêmes ou plutôt l'emploi qu'on leur prescrit du temps de la journée. Nous croyons qu'il serait bon de *diminuer le nombre des heures de travail,* et d'*augmenter le nombre des heures d'exercice corporel réel,* sans permettre que ces heures puissent être employées à d'autres occupations. C'est surtout, il nous semble, pendant la première année, pendant la période difficile de l'acclimatement, que l'on devrait réformer largement l'emploi de la journée dans le sens que nous venons d'indiquer.

En dernier lieu, la Commission croit utile qu'un travail d'ensemble soit entrepris sur l'état sanitaire des écoles normales d'instituteurs. Il faut, pour ces sortes d'établissements scolaires, une installation spéciale, en raison de la prédisposition extrême de ces jeunes gens pour la fièvre typhoïde en particulier. Il y a entre les élèves des lycées et les élèves des écoles normales d'instituteurs une différence très grande au point de vue de la réceptivité morbide : les premiers entrent au lycée à un âge où la fièvre typhoïde est relativement rare, et s'acclimatent peu à peu ; il en résulte pour eux une certaine immunité. Les seconds, au contraire, sont exposés à contracter la maladie, comme les jeunes soldats qui arrivent à l'armée. On sait avec quelle intensité la fièvre typhoïde sévit parfois dans certaines casernes ! Et, là encore, quelle différence entre le soldat et l'élève-instituteur au point de vue hygiénique : l'un vit au grand air ; l'autre vit confiné dans un espace restreint. La Commission est donc d'avis qu'il y a lieu de prendre des dispositions toutes spéciales pour les écoles normales.

La Commission, après délibération, a adopté les conclusions de ce rapport.

COMMISSION DE L'HYGIÈNE DE LA VUE.

Par arrêté du 1er juin 1881, M. le Ministre de l'Instruction publique a chargé une commission, composée de MM. Gariel, Gauthier-Villars, Gavarret, G. Hachette, Javal, G. Masson, de Montmahou, Panas, Perrin et Pelletier, secrétaire, de rechercher les causes du progrès constant de la myopie parmi les écoliers, et d'indiquer les remèdes à une situation qui va empirant de jour en jour.

Dans sa première séance, la Commission réunie sous la présidence de M. Gavarret, a désigné MM. Gariel, Gavarret, Javal, Masson et de Montmahou pour former une Sous-Commission d'études préparatoires.

Cette Sous-Commission a été faire sur place, à l'École Château-Landon, à l'École normale d'Auteuil et dans une salle d'asile voisine, des études sur les attitudes des enfants. MM. Gauthier-Villars, Masson et Perrin se sont joints à elle dans ces excursions. Elle a pris connaissance d'un certain nombre de livres et de documents relatifs à l'hygiène de la vue et s'est particulièrement inspirée des vues contenues dans Fahrner, *Das Kind und der Shcultisch*, Zurich, 1865; Hermann Cohn, *Revue scientifique*, 5 mars 1881; Ellinger, *Der aerztliche Landes-Schulinspektor*, Stuttgart, 1877; Gross, *Die rechtsschiefe Schreibweise*, Suttgart, 1881; Maurice Perrin, *Les Livres scolaires et la myopie*, Académie de médecine, 23 mars 1880; et notamment Javal, *Revue scientifique*, 27 septembre, 22 novembre 1879, 21 mai et 25 juin 1881.

Grâce à la riche bibliothèque du musée pédagogique, elle a pu examiner un certain nombre de méthodes de lecture et d'écriture, tant françaises qu'étrangères. Elle a également pris connaissance d'une cinquantaine de statistiques concernant la myopie scolaire et qui ont été dressées dans divers pays de l'ancien et du nouveau continent. Après plusieurs réunions plénières, la Commission a adopté le présent rapport, préparé par M. Gariel au nom de la Sous-Commission.

RAPPORT.

Il paraît résulter de statistiques, que si la myopie est fréquente chez les enfants dont l'un des parents au moins est myope, elle se rencontre souvent aussi chez des enfants dont les parents ne présentent pas cette amétropie à un degré appréciable. La myopie se déclarant souvent en dehors de toute prédisposition héréditaire, on a tout lieu d'espérer qu'il sera possible, dans un certain nombre de cas, d'en prévenir l'apparition.

La Commission pense donc qu'il est urgent de chercher les moyens de s'opposer à la production de la myopie acquise, n'ayant pas son origine dans une prédisposition congénitale, et espère que les mêmes moyens pourront ralentir, au moins dans une certaine mesure, l'apparition de la myopie ayant son origine dans l'hérédité.

Il a été d'abord admis comme un fait hors de toute contestation que la myopie se produit chez les sujets prédisposés, quand ils regardent de trop près leurs livres et leurs cahiers; c'est pendant les efforts d'accomodation faits pour distinguer des objets trop voisins qu'un certain nombre d'yeux s'adaptent d'une manière permanente à la vision rapprochée, s'allongent et deviennent myopes pour toujours. La tâche de la Commission s'est donc trouvée réduite à rechercher les causes qui amènent les enfants à se pencher pendant le travail.

Ces causes, qu'il nous faut examiner successivement sont : un éclairage défectueux qui contraint les enfants à se rapprocher pour mieux voir; un mobilier scolaire mal proportionné à leur taille; des méthodes d'écriture imcompatibles avec une bonne attitude de l'écrivain; l'enseignement prématuré de l'écriture tel qu'il résulte de l'adoption de l'enseignement silmultané de l'écriture et de la lecture; enfin, l'emploi de livres imprimés trop fin.

ÉCLAIRAGE DES CLASSES.

Parmi les causes de myopie, la plus anciennement signalée est l'éclairage défectueux des locaux scolaires. Pour l'appréciation de l'éclairage diurne, la Commission n'hésite pas à se ranger aux principes exposés dans le *Commentaire du règlement des constructions scolaires,* par Planat (Paris, Duchier, 1881). Il est évident, en effet, que le problème de l'éclairage d'une classe est résolu quand il fait suffisamment clair à la place la plus sombre; il est non moins certain qu'on ne peut compter sur l'éclairage de reflet envoyé par les murs du vis-à-vis, et que, pendant le jour, la source lumineuse est le ciel. Il restait seulement à fixer l'étendue la plus petite du ciel qui doit être vue de la place la moins favorisée de toute la classe, et on a décidé qu'un œil placé à la hauteur de la table doit voir le ciel dans une étendue verticale d'au moins 30 centimètres, comptée à partir de la partie supérieure de la fenêtre.

La Commission ne s'est pas arrêtée à la discussion entre les mérites des éclairages unilatéral et bilatéral. Le premier présenterait, d'après certaines personnes, des avantages sous le rapport de l'éducation du sens plastique. Cette supériorité, qui est loin d'être admise sans contestation, ne pouvait pas être considérée comme prédominante par la Commission, qui devait d'abord et par-dessus tout demander que l'éclairage fût suffisant. Elle ne s'est pas arrêtée non plus au système de l'éclairage différentiel (1); il suffit d'en avoir vu l'application à l'École Château-Landon pour le rejeter sans hésitation.

Pour l'éclairage de nuit, il y a intérêt à multiplier le plus possible les sources lumineuses ; l'idéal serait que chaque enfant eût sa lampe et profitât, par surcroît, de l'éclairage général de la salle.

Il importe de remarquer que, dans les conditions actuelles de l'éclairage, il n'y a jamais à craindre un excès d'éclairement, et l'on peut dire, d'une manière générale, que c'est toujours par insuffisance que pèche l'éclairage nocturne des écoles. Le gaz ne présente aucun inconvénient pour la vue lorsqu'on fait usage de becs circulaires munis de cheminées en verre, à la condition d'employer des régulateurs qui maintiennent à la flamme une hauteur constante, et assurent une uniformité d'éclairement que l'on doit absolument rechercher. Les inconvénients que l'on peut, à juste titre, reprocher à l'éclairage au gaz, à savoir le

---

(1) Le système des fenêtres au nord et des baies d'insolation au sud subordonne trop la salubrité de la classe à une surveillance qui peut faire défaut pour qu'il paraisse possible de l'admettre au point de vue de l'hygiène générale.

développement d'une quantité notable de chaleur et l'action nuisible de l'acide carbonique, sont d'ailleurs possibles à éviter; d'une part, en mettant les flammes assez loin des élèves pour empêcher l'action du rayonnement direct, et, d'autre part, en ventilant convenablement la salle, de manière à s'opposer à l'élévation de la température générale et à entraîner les produits de la combustion au fur et à mesure de leur production.

MOBILIER.

La question du mobilier est suffisamment bien comprise pour qu'il n'y ait pas lieu d'y insister; il faut remarquer cependant qu'avec les bancs à une ou deux places, rien n'empêche d'adopter la distance horizontale dite *négative* entre le bord antérieur du banc et le bord postérieur de la table.

Cette disposition, dans laquelle la table surplombe le banc, permet de placer le dossier à une distance telle que l'écartement de la région fessière par rapport au bord de la table se trouve limité; il devient alors à peu près impossible à l'enfant d'abaisser son menton jusqu'au niveau de la table, surtout quand on lui prescrit de tenir son papier droit devant lui, comme nous le conseillerons plus loin. Il nous paraît impossible, dans ces conditions, d'adopter le dossier vertical, dont les partisans veulent forcer les élèves à écrire en ayant le dos constamment appuyé. Ce résultat ne peut être obtenu que si le dossier est très rapproché du bord de la table et si le maître apporte un soin extrême à la surveillance continuelle des attitudes. Il nous semble que, pour les autres exercices, ce dossier constituera une cause très marquée de fatigue, d'abord en maintenant le corps dans une immobilité absolue, puis en empêchant qu'il puisse effectivement se reposer pendant le temps qui n'est pas consacré à l'écriture. En résumé, nous proposons un banc à distance négative et dossier incliné, ce qui exige un matériel à une ou deux places, à moins de donner de la mobilité soit au banc, soit à la tablette, pour que l'écolier puisse se lever.

Pour les enfants des grandes classes, des chaises mobiles sont bien préférables aux bancs; on peut en avoir de plusieurs hauteurs, et l'on évite l'espèce de torture que la fixité du siège impose aux enfants.

Il est utile de donner aux tables à écrire une certaine inclinaison, dans le but de tendre à rendre le papier sensiblement perpendiculaire au rayon visuel; on diminuera ainsi la tendance fâcheuse à pencher la tête en avant, bien qu'on ne puisse l'annuler complètement.

Il faut rejeter tous les systèmes de tablettes inclinées pour supporter les livres pendant la lecture; quand le jour est insuffisant, surtout dans les classes éclairées unilatéralement, il faut autoriser les enfants à tenir le livre à la main, pour qu'ils puissent le tourner, la tête à l'opposé de la fenêtre, et éclairer ainsi en plein la page qu'ils lisent.

Enfin les traverses pour les pieds, quand il y en a, ne doivent pas être trop loin; dans un modèle très répandu, les enfants ne peuvent en faire usage qu'en se mettant dans une position très incommode.

ÉCRITURE.

Bien que la Commission ait été spécialement instituée en vue de rechercher les causes de la myopie des écoliers, elle a dû porter son attention sur l'importante question de la scoliose. En effet, d'après ce qui a été dit en commençant, pour prévenir la myopie, il faut empêcher les enfants de regarder de trop près. Or, dans toutes les classes qu'elle a visitées, la Commission a constaté que les enfants se penchent beaucoup plus pour écrire que pour lire. Il a donc fallu apporter un soin tout particulier à la recherche des causes qui produisent les mauvaises attitudes des jeunes écrivains. Sur cette question, après savoir entendu les explications de M. le docteur Dally, elle a été conduite à examiner ce qui se passe dans l'application des trois principaux systèmes d'écriture qui sont enseignés en France.

1° L'attitude que prend nécessairement l'enfant, quand on lui prescrit de tracer des caractères penchés en tenant le cahier droit devant lui, a pour effet de produire la scoliose à concavité droite, le coude droit venant se creuser une place dans le flanc droit de l'écrivain. La concavité de la colonne vertébrale vers la droite a pour effet de faire porter le poids du corps sur la fesse gauche. Cette déformation devient plus facilement permanente chez les filles, parce qu'elles se calent, pour ainsi dire, en accumulant leurs jupes sous la fesse droite. Cette première attitude, sans inconvénient pour les yeux, ne peut être acceptée à cause de la scoliose qui en résulte infailliblement.

2° Quand on fait écrire des caractères penchés en tenant le cahier devant soit, mais incliné à gauche, ce qui est la position naturelle de l'adulte, l'élève penche la tête à gauche pour mettre la ligne qui joint ses deux yeux dans un même plan avec la ligne d'écriture, et il en résulte la scoliose à concavité gauche. En même temps, la tête se porte en avant, et, entraînant bientôt le corps, s'abaisse de plus en plus; ce qui conduit à la myopie.

3° Enfin la position généralement adoptée dans les écoles de Paris : « cahier à droite, à peu près parallèle au bord de la table, coude gauche « avancé sur la table » est la plus mauvaise de toutes : l'enfant est obligé de *tourner* la tête à droite, surtout pour la fin des lignes; il faut qu'il la *penche* à gauche en même temps, pour chercher à mettre la ligne de jonction des yeux dans un même plan avec la ligne d'écriture (1). Cette position ne saurait être conservée longtemps, car le centre de gravité de la tête étant porté en avant, les muscles du cou, puis ceux du dos se fatiguent bientôt; après quelques minutes, une partie des enfants finit par coucher la tête sur le point gauche; c'est surtout parmi ceux-là que se recruteront les myopes.

La Commission pense qu'on obtiendra un très grand progrès en exigeant, suivant la formule de Madame G. Sand, *écriture droite sur papier droit, corps droit :* on évitera ainsi du même coup la scoliose et la myopie. Nous ne nous dissimulons pas que l'idée de substituer absolument pour les enfants l'écriture droite à l'écriture penchée paraîtra singulière tout d'abord; mais nous avons cherché vainement les raisons sérieuses que l'on pourrait opposer à cette proposition qui a, d'ailleurs, l'avantage de rendre les caractères plus lisibles, ainsi que nous croyons que tout le monde pourra s'en assurer, comme nous l'avons fait nous-mêmes. Il faut remarquer d'ailleurs que lorsque l'enfant devenu adulte voudra écrire penché, ce qui permet une plus grande rapidité et une plus grande rectitude des lignes sur le papier non réglé, il lui suffira d'incliner son papier vers la gauche. Mais, en tous cas, la solution que nous préconisons, en plaçant le corps dans une symétrie parfaite, parallèlement au bord

______

(1) Dans ce système, quelques enfants *tournent* et *penchent* la tête à *droite* pour viser, pour ainsi dire, le long de la ligne qu'ils écrivent; cette position est également déplorable.

de la table, le papier placé devant le milieu du corps, paraît devoir éviter les déformations latérales qui sont actuellement si fréquentes, ren-
dant naturelle la position normale de la tête, elle s'opposera au rappro-
chement continu de celle-ci vers le papier. Aussi nous pensons que, si
l'Administration adopte cette conclusion, la principale cause de myopie
aura disparu.

Assurément un élève pourra se tenir mal tout en ayant le papier droit
devant lui et en écrivant sans pente, mais du moins pourra-t-il se tenir
bien, tandis qu'avec les principes actuels, les admonestations perpétuelles
des maîtres les plus soigneux viennent se briser devant des impossibilités
physiologiques.

ENSEIGNEMENT SIMULTANÉ DE L'ÉCRITURE ET DE LA LECTURE.

Si la myopie se produit d'autant plus facilement que l'enfant est plus
jeune et que, par suite, les tissus de son œil sont moins résistants, il ne
faut pas s'étonner de voir la myopie devenir endémique dans les pays
où, depuis beaucoup d'années, on pratique l'enseignement simultané
de l'écriture et de la lecture.

La Commission pense qu'il y a un intérêt réel à ne pas commencer
trop tôt l'étude de l'écriture. Elle n'a pas qualité pour décider la question controversée d'ailleurs, de savoir s'il est utile, au point de vue pédagogique, de généraliser cet enseignement simultané; mais elle pense que
les avantages pourraient, au moins en partie, être obtenus par d'autres
méthodes, et elle trouve en tout cas qu'ils seraient trop chèrement
payés.

Nous avons vu, dans un asile, des jeunes enfants dont la petite taille a
déjà pour effet de mettre leurs yeux tout près de la table, obligés d'é-
crire non pas en blanc sur noir, mais en gris clair sur gris foncé, des caractères qu'on leur apprend à lier et à pencher avant qu'ils n'en con-
naissent les noms. Ne serait-il pas possible, sans revenir aux méthodes
surannées, de diviser un peu plus les difficultés.

S'il est jugé utile, dans le but d'occuper les enfants de leur apprendre
à tracer des lettres pour pouvoir composer des syllabes ou des mots, il
semble qu'il serait suffisant de se borner à leur enseigner, comme généralisation des dessins sur les ardoises quadrillées, à former des lettres

capitales romaines d'assez grandes dimensions; et la Commission ne serait pas éloignée de demander que l'enseignement de l'écriture ne fût
pas poussé plus loin jusqu'au moment où l'enfant commencerait à écrire
sur du papier. Il semble qu'à cet instant, on devrait commencer à faire
tracer des caractères droits *sans liaisons,* alors même que les élèves seraient arrivés à former des syllabes et des mots; plus tard seulement, on
se préoccuperait de lier les lettres constituant chaque mot, tout en
conservant l'écriture droite, et ce ne serait que bien plus tard, à l'époque
où l'usage du papier réglé n'est plus nécessaire, que l'on permettrait
d'écrire avec des lettres présentant une certaine pente.

Pour en revenir aux écoles maternelles, l'emploi des tables horizontales Frœbel, sur lesquelles les enfants posent les ardoises dont ils se
servent pour écrire, est défectueux comme nous l'avons dit plus haut,
surtout à cause de la petite taille de l'enfant. Il serait urgent de combi-
ner une disposition simple qui permit d'incliner l'ardoise, ce que l'on
pourrait peut-être obtenir en employant de grandes ardoises que l'enfant,
assis à quelque distance de la table, appuierait sur le bord de celle-ci,
comme on le fait, par exemple pour le dessin d'après la bosse. L'emploi
d'ardoises de grandes dimensions permettrait de ne pas accepter de
quadrillages de moins de 8 millimètres. L'écriture à plat sur les tables
Frœbel , qui sont destinées à un tout autre usage, doit être absolument
proscrite. Quand on écrit à l'encre, il est impossible de donner au pupitre une pente supérieure à 15 degrés, parce que l'encre ne coulerait
plus de la plume sur le papier; pour les enfants qui ne font pas encore
usage d'encre, une pente plus grande est d'autant plus utile que les écoliers sont plus petits.

LIVRES SCOLAIRES.

La Commission a décidé tout d'abord que, à l'avenir, les livres destinés à l'enseignement devraient être imprimés soit sur papier blanc, soit
mieux encore sur un papier présentant une teinte jaunâtre. Des raisons
sérieuses militent en faveur de ce choix; il convient de dire d'ailleurs
que dès à présent, de nombreuses publications périodiques, des livres de
bibliothèque des ouvrages de luxe même, sont imprimés sur du papier
présentant la teinte recommandée, contre laquelle nous n'avons jamais

entendu élever d'objections et qui, au début seulement, a soulevé quelques récriminations sans bases sérieuses.

La majorité de la Commission, à laquelle se sont ralliés les trois éditeurs qui en font partie, a été d'avis que les livres scolaires ne doivent pas être imprimés plus fin qu'en huit interligné d'un point. En d'autres termes, elle propose que chaque ligne, avec son blanc, occupe en hauteur au minimum 3 millimètres et un tiers (3,384). De] plus, la Commission demande qu'il n'y ait pas, en moyenne, plus de sept lettres par centimètre courant de texte; ces conditions sont indispensables, mais elles pourraient être insuffisantes si le tirage était fait sans soin, avec des caractères usés, etc.; comme il ne paraît pas possible de caractériser par une évaluation précise ses éléments, il faut définir par une épreuve d'ensemble la *lisibilité* des ouvrages qui pourront être acceptés; aussi pensons-nous qu'on devrait refuser tout livre qui, éclairé par une bougie à 1 mètre, cesserait d'être lisible par une bonne vue à la distance de 80 centimètres.

Des caractères moindres ne sont admissibles que par exception et pour des notes de peu d'étendue. Pour les dictionnaires, tout en conservant la condition de sept lettres par centimètre, comme maximum, on mettrait des lignes d'une hauteur totale de 3^{mm} ($7 + 0{,}376 = 3{,}008$).

Sauf pour les livres de physique et de mathématiques, qui exigent l'emploi de formules qu'il y aurait un inconvénient réel à diviser en deux lignes, la longueur des lignes ne devrait pas dépasser 8 centimètres.

Pour les cartes géographiques, il faut évidemment éviter les types qui nous viennent des pays où la myopie est fréquente. Il n'y a guère moyen de mesurer les dimensions de lettres gravées à la main et de faire la part revenant aux teintes et aux hachures dans la difficulté de lecture, et cependant la lisibilité est ici d'autant plus nécessaire que le sens ne peut aider à deviner les mots. Après avoir fait quelques expérience avec des atlas, la Commission propose de déclarer qu'une carte posée verticalement à 1 mètre de distance d'une bougie devra être lisible par un œil normal, à la distance minima de 40 centimètres.

Quant aux cartes murales, il paraît impossible d'y inscrire des noms lisibles à distance : les cartes que nous avons vues sont une incitation à recourir trop tôt aux verres concaves.

INSPECTION MÉDICALE.

Dans le but d'enrayer dans la mesure du possible, l'extension et le développement des cas de myopie qui se produiraient malgré l'application des règles posées ci-dessus, les médecins scolaires devront, une fois par an, adresser un rapport constatant les résultats de l'examen qu'ils auront fait de la vue des élèves. Ce rapport devra indiquer nettement les nouveaux cas de myopie qui se seraient produits et faire connaître les progrès des myopies précédemment reconnues. Les parents des élèves chez lesquels la myopie se sera déclarée devront en être prévenus, en même temps qu'on leur indiquera l'utilité et la nécessité d'avoir recours à un traitement convenablement approprié pour empêcher le développement croissant d'un état qui met en danger les yeux qui en sont affectés.

Le Rapporteur de la Commission,

DOCTEUR GARIEL.

II.

ANNEXES.

LES LIVRES ET LA MYOPIE.

(Reproduction d'un article de la *Revue scientifique,* 22 novembre 1879.)

Dans un récent article (1) nous avons indiqué à grands traits la classification des défauts optiques dont l'œil peut être affecté; plus nouvellement encore (2), nous avons exposé avec quelque détail les conditions que doit remplir l'éclairage public et privé au point de vue de l'hygiène des yeux. Nous proposons aujourd'hui d'étudier l'influence que la mauvaise confection typographique des livres exerce sur le développement de la myopie.

Dans une étude méthodique de la myopie, il serait logique d'examiner successivement les influences exercées par l'*organe,* par le *milieu* et par les *objets.* Les circonstances nous ont conduit à traiter d'abord du milieu : nous avons approfondi la question de l'éclairage; il nous reste à parler de l'organe et de l'objet.

Nous commencerons par donner quelques notions très sommaires sur certains points de l'anatomie et de la physiologie de l'œil, et plus particulièrement de l'œil myope.

Nous rechercherons ensuite les causes qui font de la lecture une occupation particulièrement fatigante.

En nous fondant sur les données que nous aurons ainsi réunies, nous indiquerons les modifications qu'il nous paraît urgent d'apporter à la confection des livres classiques.

Enfin nous terminerons par quelques considérations sur la myopie progressive.

I.

ANATOMIE ET PHYSIOLOGIE.

Nous avons dit, dans un précédent article, que l'œil myope est celui dont la longueur est trop grande; dans un organe affecté de ce défaut l'image renversée

---

(1) *Revue scientifique,* IXe année, 2e série, n° 13, 27 septembre 1877, p. 306.
(2) *Revue scientifique,* IXe année, 2e série, n° 716, 18 octobre 1870, p. 361.

des objets extérieurs, au lieu de se peindre sur la rétine, est située plus en avant; il en résulte que la membrane sensible reçoit une image d'autant moins nette que la myopie est plus considérable.

De nombreuses observations nécroscopiques concordent pour démontrer que la myopie n'existe jamais chez les enfants nouveaux-nés. L'examen fonctionnel démontre aussi que la myopie ne se présente pas chez les jeunes enfants. Nous n'avons pas de statistiques précises à cet égard, mais je ne me souviens pas d'avoir jamais été consulté pour des myopes âgés de moins de sept ans, et cependant les enfants de cinq ou six ans sont bien assez développés pour que leur myopie, si elle existait, se traduise par des faits palpables et assez accentués pour attirer l'attention d'une mère tant soit peu anxieuse. D'autre part, je ne manque jamais d'interroger patiemment les jeunes myopes qui me sont amenés, et quand ces enfants ont des souvenirs un peu lointains, l'interrogatoire permet souvent de remonter à l'époque où ils voyaient parfaitement bien au loin.

Ces résultats d'expérience concordent parfaitement avec ceux des nécropsies et avec les renseignements fournis par l'examen ophtalmoscopique des myopes. — On sait, en effet, que l'élongation de l'œil myope s'accompagne généralement de la production d'un staphylôme postérieur, c'est-à-dire d'une distension dont la partie postérieure est le siège. L'examen *post mortem* a démontré que le staphylôme de la partie postérieure de l'œil siège habituellement au voisinage du point d'entrée, ou papille, du nerf optique. La sclérotique a cédé en se distendant, mais la choroïde, le plus souvent, s'est rompue de telle manière qu'elle cesse de tapisser la partie de la sclérotique qui avoisine le nerf optique. Cette altération s'aperçoit très aisément sur le vivant; lorsqu'on explore le fond de l'œil en faisant usage de l'ophtalmoscope, on aperçoit la sclérotique sous forme d'un croissant ou même d'un anneau blanc, plus ou moins large, le long de l'image ophtalmoscopique de la papille. Il n'y a pas de forte myopie sans staphylôme, et on ne voit guère de staphylôme dans des yeux exempts de myopie. Nous avons donc en notre pouvoir un moyen simple et rapide de reconnaître la myopie chez les enfants qui ne savent pas encore lire.

Autre moyen d'étude : certains ophtalmoscopes présentent une disposition qui permet à l'observateur de mesurer la myopie sans recourir à aucun interrogatoire. J'ai dû, en qualité de médecin-major auxiliaire, examiner ainsi, en 1870, un assez grand nombre de mobilisés qui, lors d'une première revision, avaient réussi à se faire exempter en simulant la myopie, et je puis affirmer que ce procédé d'investigation permet d'atteindre une assez grande précision. On voit donc que les moyens de constater la myopie chez les jeunes enfants ne nous font pas défaut et que nous avons le droit d'affirmer *de visu* que l'élongation du globe oculaire n'est jamais congénitale et ne se produit qu'à partir de l'âge oê les enfants apprennent à lire.

Quel est le mécanisme de cette élongation? — Nous ne pouvons adopter, sur ce point, l'opinion la plus répaudue, d'après laquelle l'œil s'allongerait par suite du tiraillement exercé sur lui par les muscles moteurs pendant l'acte de la convergence: au très savant auteur de cette explication il nous suffira de répondre que les borgnes, qui n'ont pas besoin de converger pour regarder de près, n'échappent en aucune façon à la myopie. Voici, suivant nous, comment se produit cette affection: il existe, derrière l'iris, autour du cristallin, un muscle circulaire, connu sous le nom de *muscle ciliaire,* auquel Bruecke, lorsqu'il le découvrit, donna le nom de *tenseur de la choroïde.* Ce muscle contient des fibres disposées circulairement qui, par l'intermédiaire de la zonule de Zinn, agissent snr le cristallin et dont la contraction a pour effet d'augmenter la convexité de cette lentille, et, par suite la réfringence de l'appareil dioptrique oculaire. Il n'importe pas ici d'entrer dans le détail de ce mécanisme, par lequel se fait l'accomodation de l'œil aux distances; mais il est nécessaire, au contraire, pour notre objet, de faire entrer en scène d'autres fibres du muscle ciliaire qui, dirigées d'avant en arrière, vont se noyer dans la choroïde et de citer les belles expériences de Hensen et Vœlkers, d'après lesquelles, pendant l'accommodatio n, ces fibres se contractent de manière à exercer sur la choroïde la tension pressentie par Brucke quand il découvrit le muscle accommodateur. Il nous semble légitime d'admettre que, dans certains yeux, lors des efforts d'accommodation, le muscle ciliaire exerce sur la choroïde une traction assez énergique pour produire la distension et la rupture de cette membrane en son point le plus faible, c'est-à-dire au pourtour du nerf optique. Nous ne serons pas surpris de voir se produire ultérieurement une ectasie postérieure de la sclérotique: dans l'organisme on voit assez souvent le contenant s'adapter aux changements de forme du contenu, malgré les différences de résistance considérables; il suffit de penser aux déformations des os auprès des anévrismes pour ne pas être surpris de voir la sclérotique se modeler sur les membranes dont elle est l'enveloppe.

Si donc on nous parle de myopie héréditaire, nous répondrons qu'il peut seulement exister une *prédispositiou héréditaire* à la myopie; on conçoit fort bien qu'un excès de force des fibres choroïdiennes du muscle ciliaire puisse prédisposer à la myopie, et c'est même ce qui parait résulter des recherches d'Iwanoff sur la structure de ce muscle. Il se peut aussi que, dans certaines familles, ou dans certaines races, la résistance de la choroïde soit plus grande que dans d'autres. Mais les résultats statistiques sont là pour nous empêcher d'attribuer une importance exagérée à ces prédispositions natives: les relevés que j'ai faits d'après mes observations personnelles concordent avec les travaux analogues, faits en Allemagne, pour n'attribuer à la disposition héréditaire qu'une influence tout à fait restreinte dans la production de la myopie.

Il m'a paru nécessaire de faire ressortir la faible importance du rôle joué par l'hérédité dans la production de la myopie, car si l'hérédité exerçait une action prépondérante dans l'affaire, nous aurions peu de chances d'obtenir des résultats considérables en nous occupant de modifier l'influence du milieu et celle de l'objet.

C'est à cette dernière que nous devons nous attaquer maintenant, et nous pensons que c'est principalement dans une modification de l'impression des livres classiques qu'il faut chercher le principal moyen préventif contre le développement de la myopie chez les écoliers et même chez les adultes.

II.

CAUSES QUI RENDENT LA LECTURE FATIGANTE.

Ce n'est pas sans raison que la lecture passe pour l'une des occupations les plus fatigantes qu'on puisse imposer à la vue; nous allons rechercher les causes spéciales de la fatigue éprouvée par tant de personnes, lorsqu'elles lisent pendant longtemps sans désemparer, et déduire de cette étude les conditions qu'il faut remplir pour pouvoir lire impunément pendant un temps presque indéfini.

Il faut remarquer tout d'abord que la rétine peut fonctionner sans interruption toute la journée, sans qu'il se produise le moindre symptôme de fatigue. En effet, à la chasse ou en voyage, nous pouvons regarder autour de nous pendant des journées entières sans que nos yeux éprouvent jamais le moindre sentiment de lassitude.

Il n'en est plus de même quand nous appliquons notre vue à distinguer des objets très rapprochés : dessinateurs, écrivains, ouvriers de précision ou couturières, ceux qui passent de nombreuses heures tous les jours à leur table de travail, sont sujets à se fatiguer plus ou moins et à devenir myopes : l'application prolongée de la vue sur des objets voisins est donc une cause de fatigue si généralement reconnue, qu'elle n'est mise en doute par personne. Ce n'est pas une raison pour poser en axiome l'influence nocive de la vision des objets voisins ; *à priori*, rien ne permettait de prévoir ce fait, qu'il nous faut accepter tout d'abord comme purement expérimental.

Nous avons réfuté tout à l'heure l'opinion, généralement accréditée, qui attribue à la tension des muscles oculomoteurs droits internes une bonne part, sinon la totalité de la fatigue occasionnée par la vision prolongée d'objets voisins. Molière nous paraît avoir fait justice par avance de cette théorie par la bouche de Toinette; si elle était exacte, les borgnes seraient bien mieux lotis que le commun des mortels. C'est par une tension permanente de l'accommodation que nous avons expliqué la fatigue de l'homme de lettres, de l'artiste et de l'ouvrier de précision.

Mais cette fatigue, et la myopie qui en résulte si souvent, atteignent un degré d'intensité et de fréquence bien plus remarquable chez le lecteur que chez les ouvriers qui se livrent au travail le plus assidu ; pour le démontrer, il n'est même pas besoin de recourir aux statistiques, dont les résultats confirment d'ailleurs nos assertions. Passez en revue les artisans, les couturières, les artistes les plus laborieux que vous connaissez, et si vous prenez la peine de mettre en parallèle le nombre des myopes que vous comptez parmi les savants de votre connaissance, c'est parmi ces derniers que la proportion des myopes est la plus grande, et de beaucoup. Connaissez-vous beaucoup de bibliothécaires qui ne soient pas myopes ? Comptez-vous beaucoup de myopes parmi les couturières ?

Autre exemple : entrez dans la salle de rédaction d'un journal ; les myopes sont en majorité ; passez dans l'atelier des compositeurs : la proportion est retournée ; et cependant les compositeurs, tout comme les couturières, fournissent généralement un nombre effectif d'heures de travail bien plus grand que les littérateurs les plus laborieux.

Remarquons encore, parmi les littérateurs, la fréquence plus grande de la myopie parmi ceux qui lisent beaucoup : le compilateur a bien plus de chance d'être myope que le poète, l'auteur dramatique ou le compositeur de musique.

Si nous voulons remonter aux causes, nous remarquerons tout d'abord que la myopie date souvent de l'enfance ; nous consacrerons plus loin un paragraphe spécial à la myopie des écoliers. Mais nous ferons observer dès à présent que de tous les apprentissages exigeant une vision exacte, celui de la lecture est le seul qui soit pratiqué dès l'âge de sept ou huit ans.

Nous noterons ensuite que la lecture exige une application *absolument permanente* de la vue. L'artiste, l'écrivain, l'artisan même, interrompent à tout instant leur travail matériel pour réfléchir ; tandis que le lecteur n'accorde pas un instant de repos à l'organe. La couturière n'a besoin de toute son attention qu'au moment où elle pique dans l'étoffe, le typographe ne regarde la lettre qu'au moment où il la saisit, tandis que lecteur voit défiler les mots sans trêve ni relâche pendant des heures. Cette application continue est accompagnée nécessairement d'une tension permanente du muscle ciliaire, tension dont nous avons signalé les inconvénients dans le paragraphe précédent.

En troisième lieu, les livres sont imprimés en noir sur fond blanc; devant eux l'œil est donc en présence du contraste le plus absolu qu'on puisse imaginer: il n'est guère de professions où cette circonstance se présente à un aussi haut degré. — Nous proposons d'atténuer les inconvénients de ce contraste en faisant usage de papier jaune pour l'impression des livres. La nature du jaune à employer n'est pas chose indifférente: nous préférerons un jaune résultant de l'absence des rayons bleus et violets, analogue à celui que donnent les pâtes de bois et qu'on corrige bien à tort par une addition de bleu d'outremer, ce qui donne du gris et non pas du blanc. — Sans invoquer l'expérience de certains éditeurs de bréviaires, ni la pratique des fondeurs de caractères dont les spécimens sont généralement imprimés sur papier jaunâtre, ni les préférences des éditeurs de livres de luxe, qui emploient les papiers jaunes avec une prédilection tous les jours plus marquée, nous avons donné, il y a déjà longtemps, une raison théorique à l'appui de notre préférence pour le papier jaune. En effet, l'œil n'étant pas achromatique, la vision doit être plus nette quand on supprime l'une des extrémités du spectre fourni par la couleur du papier; ne pouvant amortir le rouge, sous peine d'avoir une teinte d'un vert foncé qui serait insupportable, surtout à la lumière du gaz, il faut recourir à un papier qui réfléchisse le bleu et le violet plus faiblement que les autres couleurs; le papier jaune, de la teinte produite par la pâte de bois, remplit bien ces conditions.

Une quatrième particularité de la lecture réside dans la disposition des caractères en lignes horizontales que nous parcourons du regard. Si nous conservons, pendant la lecture, une immobilité parfaite du livre et de la tête, les lignes imprimées viennent se peindre successivement sur les mêmes parties de la rétine, tandis que les interlignes, plus claires, affectent constamment aussi des parties de la rétine toujours les mêmes; il doit en résulter une fatigue analogue à celle qu'on éprouve quand on fait des expériences sur les *images accidentelles;* et les physiciens ne nous contrediront pas si nous affirmons que rien n'est plus funeste pour la vue que la contemplation prolongée de ces images. — Ceci nous amène à donner la préférence aux petits volumes, qu'on peut tenir à la main, ce qui suffit pour éviter la fixité absolue du livre et la fatigue résultant des images accidentelles.

Il est enfin une cinquième cause de fatigue, résultant des variations que subit l'accommodation des myopes pendant la lecture et que nous mentionnerons simplement ici, car nous aurons à en parler longuement dans le paragraphe IV, consacré à la myopie progressive.

III.

LA MYOPIE DES ÉCOLIERS ET LA RÉFORME DES LIVRES SCOLAIRES.

D'après tout ce qui précède, on doit s'attendre à voir la myopie surgir généralement à l'âge où les enfants commencent leurs études. On concevrait, en effet, difficilement que cette affection se produisît plus tard, sur des yeux qui sont restés indemnes pendant l'enfance, à l'époque de la vie où le muscle ciliaire est le plus énergique, où la lecture demande une plus forte dose d'attention que plus tard, et où les écoliers sont soumis à l'influence du mauvais éclairage des classes. — Voyons si les faits confirment cette présomption.

Au premier abord, les statistiques si nombreuses relatives à la myopie scolaire amèneraient à penser, au contraire, que, dans tous les pays, le nombre des myopes va en augmentant colossalement pendant toute la durée des études. Nous ferons remarquer que ce résultat, généralement admis, repose sur un de ces mirages si fréquents quand on examine superficiellement les statistiques. C'est la *proportion* et non pas le *nombre* des myopes qui va en augmentant. Les statisticiens ont oublié, dans la circonstance, qu'une fraction peut augmenter par suite de la diminution du dénominateur, et c'est ce qui a lieu ici dans une mesure considérable. Chaque année, un certain nombre d'emmétropes, et surtout d'hypermétropes, quittent les bancs pour se livrer à l'agriculture, au commerce ou à l'industrie, tandis que la plupart des myopes continuent leurs études, soit parce qu'ils sont généralement studieux, soit parce que leurs parents les jugent impropres à la vie du dehors. En réalité, la myopie n'apparaît pas bien souvent après l'âge de dix à douze ans, et c'est par un trompe-l'œil de la statistique qu'on a été conduit à dire qu'elle se produit avec une fréquence croissante pendant toute la durée des études. J'ai vu la myopie débuter chez des adultes, mais c'est un fait tout à fait exceptionnel ; en règle générale, il faut placer le début du mal aux environs du moment où les enfants commencent à lire couramment.

Nous pouvons même préciser davantage encore et dire que la myopie se produit surtout chez les enfants auxquel on donne des livres imprimés en caractères fins avant qu'ils sachent lire aisément. Pour m'assurer que les choses se passent réellement ainsi, j'ai examiné les yeux des 525 élèves d'une belle école libre de Paris où les conditions d'éclairage des classes et la disposition des bancs et des tables sont d'une perfection vraiment exceptionnelle ; j'avais ainsi l'avantage d'éliminer les myopies résultant d'un mauvais éclairage ou d'un mobilier scolaire défectueux. Après avoir noté l'âge de chacun, j'ai partagé les enfants de chaque classe en deux catégories d'égal nombre, comprenant d'une part les plus jeunes, et d'autre part les plus âgés. Comme je l'avais présumé, il s'est trouvé que, dans les petites classes, le plus grand nombre des myopes appartenait à la moitié la plus jeune ; j'en conclus que la myopie se produit surtout chez les enfants relativement précoces, et qui ont dû lire trop tôt des livres imprimés en caractères ordinaires.

On sait que les pédagogues ont été conduits à employer des livres imprimés en très gros caractères pour enseigner la lecture aux enfants. Puis, graduellement, à mesure que la mémoire et la vue des élèves se sont familiarisés avec la forme des lettres, on passe à des impressions de plus en plus fines. Ce serait parfait si cette échelle descendante n'était pas trop rapide et n'aboutissait pas à des types d'une trop grande ténuité. Pendant des années, l'enfant ne lit pas avec cette sorte de divination qui nous fait reconnaître les mots à leur configuration générale, si bien que les fautes d'impression nous échappent avec une étonnante facilité ; pendant bien longtemps il envisage, il dévisage, pour ainsi dire, chaque lettre et éprouve le besoin d'en distinguer tous les détails. Aussi, en dépit des admonestations et malgré l'emploi du mobilier scolaire le mieux conditionné, voit-on les pauvres petits écoliers se pencher pour mieux voir, pendant cette période qui suit la première étude de la lecture et où on les oblige à faire usage des livres imprimés trop fin pour eux ; qui s'étonnera de voir la myopie faire son apparition au moment précis que nous venons de définir ?

S'il en est ainsi, la voie qu'il faut suivre pour combattre la myopie des écoles serait tout indiquée. Dans une classe nombreuse, choisie comme champ d'expériences, on examinerait avec soin l'attitude des enfants, et, dans chaque division, on remplacerait les livres par d'autres, imprimés de plus en plus gros, jusqu'à ce qu'on ait atteint un degré suffisant pour que tous les élèves, y compris ceux qui sont affectés d'astigmatisme, et même pendant les heures où l'éclairage est le plus mauvais, renoncent spontanément à s'approcher trop de leurs livres pour mieux voir. Le résultat de cette étude expérimentale serait une échelle de caractères décroissants dont chaque numéro correspondrait à un certain âge moyen des enfants. Il est certain qu'en interdisant, pour chaque division successive, l'emploi de livres imprimés avec des caractères plus fins que ceux de l'échelle dont nous venons de parler, on aurait entièrement supprimé la plus active des causes de myopie.

Mais cette solution du problème se heurte à une sérieuse difficulté économique. Avec le tirage colossal des livres classiques, et surtout de ceux employés dans les écoles primaires, le prix de revient de ces produits de nos grandes librairies se réduit à peu près exactement au coût du papier employé, les dépenses fixes, constituées par les droits d'auteur et la composition, sont négligeables, si bien que les livres se vendent à peu près au poids. Il en résulte que, pour soutenir la concurrence et vendre suffisamment bon marché, les éditeurs sont obligés d'utiliser le plus complètement possible la surface du papier en réduisant au minimum les marges, les interlignes et surtout la surface occupée par chaque lettre. Il nous incombe de trouver le moyen de concilier une impression suffisamment lisible avec les nécessités de l'industrie des éditeurs. En d'autres termes, étant donnés la surface d'une feuille.de papier et le nombre des lettres qu'on y veut entasser, nous devons nous poser le problème d'obtenir, pour la page, le maximum de lisibilité. Je ne crois pas devoir entrer ici dans les détails extrêmement minutieux de l'étude à laquelle je me suis livré sur ce sujet, et qui vient de paraître dans les *Annales d'oculistique*, mais parmi les résultats de mes recherches il en est un dont nous trouverons l'application et que j'énoncerai ainsi : *Toutes choses égales d'ailleurs, la lisibilité d'un texte imprimé ne dépend pas de la hauteur des lettres, mais de leur largeur.*

Ce n'est pas par points typographiques que nous définirons l'échelle de caractères mentionnée plus haut, mais nous indiquerons, par exemple, le nombre bre maximum de lettres que doit contenir un centimètre courant de texte. On dépasserait certainement le but en accordant comme maximum un nombre de lettres égal à la moitié de l'âge des enfants ; la règle exacte est encore à formuler, mais il en faut une ; c'est aux autorités compétentes à faire entreprendre les recherches, assez fastidieuses, qui permettront de rédiger des prescriptions précises.

Malgré ces *desiderata*, parmi les trois causes de myopie que nous avons indiquées en commençant, et qui résident respectivement dans l'œil, dans l'éclairage et dans l'objet, la dernière, qui nous paraît la principale, bien qu'elle soit généralement méconnue, nous paraît être la plus facile à faire disparaître.

En effet, ce serait une entreprise coûteuse que de mettre nos milliers d'écoles dans de bonnes conditions d'éclairage, et si l'on y parvenait, il resterait encore à s'assurer que nos millions d'écoliers, rentrés chez leur parents, éviteront de lire à la lueur du feu ou d'une mauvaise chandelle. Pendant de longues années il se produira de la myopie par suite d'un éclairage insuffisant.

Sera-t-il plus facile de faire disparaître la myopie qui résulte d'une prédisposition héréditaire ou d'une amblyopie causée par d'autres défauts optiques des yeux ? On n'entrevoit même pas l'époque où les enfants de nos écoles pourront être examinés par des spécialistes en cas de besoin, et encore n'est-il pas certain que des prescriptions de lunettes appropriées suffiront toujours à supprimer totalement la myopie résultant de causes organiques.

Comme pour contraster avec ces grosses difficultés, la cause de myopie que nous avons spécialement envisagée aujourd'hui peut se supprimer d'un trait de plume: il suffit d'un arrêté ministériel pour interdire, dans les établissements scolaires de l'État, l'emploi de livres qui ne seraient pas imprimés dans les conditions de lisibilité appropriées à l'âge des enfants auxquels ils sont destinés. Je le répète, la question n'est par assez mûre pour qu'on puisse proposer dès maintenant aux autorités scolaires une réglementation définitive; mais les intérêts à sauvegarder sont assez considérables pour qu'il soit utile d'attirer l'attention du public sur un problème dont la solution exacte ne pourra être obtenue qu'au prix de longues recherches.

IV.

LA MYOPIE PROGRESSIVE.

On avait vainement cherché jusqu'ici l'explication de ce fait que, chez beaucoup de personnes, la myopie augmente avec une rapidité plus ou moins grande jusqu'à un certain moment où elle devient stationnaire. La fréquence bien plus grande de la myopie progressive chez les personnes qui lisent que chez les couturières nous a suggéré l'explication suivante, que nous avons publiée, il y a deux ans, dans les *Annales d'oculistique*, et contre laquelle aucun de nos confrères n'a élevé d'objections.

La particularité la plus remarquable du travail qu'on fait exécuter aux yeux en lisant consiste dans la variation continuelle que subit la distance de l'œil au point de fixation, pour peu que le lecteur se tienne près du livre. Supposons un œil situé bien en face du livre, le commencement et la fin de chaque ligne sont plus éloignés que le milieu; il faut alors que le lecteur fasse un effort d'accommodation pour passer du commencement au milieu de la ligne et relâche son accommodation pour aller du milieu à la fin. Quand les deux yeux contribuent à la lecture, la loi de ces variations de l'accommodation est encore plus compliquée; pendant une partie du temps, il faut que l'un des yeux augmente son accommodation pendant que l'autre accommode de moins en moins. L'étude géométrique de ces variations nous entraînerait un peu loin; il nous suffira de dire que ces variations augmentent très rapidement, à mesure que la lecture se fait de plus près et que les lignes à lire sont plus longues (1), et qu'elles sont

---

(1) Soient a la variation de l'accommodation entre le milieu et la fin de la ligne, d la distance de l'œil au milieu de la ligne et l la longueur de la ligne, on a : $a = \dfrac{1}{d} - \dfrac{1}{\sqrt{\left(\dfrac{l}{2}\right)^2 + d^2}}$

déjà fort appréciables pour les personnes affectées de myopie moyenne. D'après ce que nous avons dit plus haut (§ 1) sur le mécanisme de l'accommodation, il n'est pas étonnant que la série de saccades imprimées à la choroïde par le muscle ciliaire des myopes ait pour effet d'augmenter progressivement leur infirmité. Si l'on veut bien songer qu'il est facile de lire cent lignes par minute et que dans ces conditions la muscle ciliaire est obligé de se contracter six mille fois par heure, on sera peu surpris de la rapidité avec laquelle les myopies fortes continuent à progresser.

Il vient heureusement un moment où le myope, lisant sans lunettes, ne peut plus lire sans déplacer la tête ou le livre; c'est alors que l'excès du mal produit un bien; dès qu'il s'est habitué à ces mouvements, le myope n'a plus besoin de faire varier son accommodation en lisant, et sa myopie devient stationnaire.

Si ces idées théoriques sont exactes, les personnes que leur myopie contraint à lire de très près devront s'appliquer à suivre les lignes par des mouvements de la tête ou du livre; c'est le conseil que je ne manque pas de leur donner; je les engage aussi, quand elles lisent des brochures, à les courber de manière à produire un cylindre vertical dant l'axe passe approximativement par le centre de rotation de leur œil, et jusqu'ici les faits m'ont paru assez favorables; aucun de ceux à qui j'avais donné ces conseils n'est venu se plaindre d'une augmentation de myopie.

Mais il ne faut pas s'attendre à voir tous les myopes recourir aux conseils d'un médecin; cherchons donc à modifier les livres de manière à diminuer le nombre des cas de myopie progressive; le moyen résulte avec évidence de tout ce que nous venons de dire; il faut éviter les lignes longues. L'expérience est d'ailleurs là pour nous donner raison; c'est dans les pays où les livres et les journaux sont imprimés avec les lignes les plus longues que la myopie progressive sévit avec la plus grande intensité.

A ceux qui disent complaisamment que le degré de civilisation d'un peuple peut se mesurer au nombre des myopes qu'il révèle aux statisticiens, nous répondrons que l'économie outrée de luminaire, l'emploi de caractères gothiques trop petits et souvent usés, imprimés sur un papier gris et transparent, sont des causes bien suffisantes pour faire apparaître la myopie chez les enfants et que l'abus de la lecture au détriment de la réflexion et de l'observation des faits réels, joint à l'emploi de lunettes trop fortes et à l'adoption d'une justification trop large pour les livres et les journaux, sont les conditions les plus propres à rendre progressives les myopies qui pourraient rester stationnaires, si l'on n'accumulait pas, pour ainsi dire à plaisir, les conditions les plus défavorables à l'emploi des yeux pendant le travail.

. De cette longue étude nous retiendrons les conclusions suivantes (1) :

A. — *Principes.*

1° Il est démontré que la myopie reconnaît habituellement pour cause une application prolongée de la vue pendant l'enfance sur des livres imprimés trop fin et insuffisamment éclairés.

2° L'augmentation progressive de la myopie est due, en partie, à la lecture de livres imprimés sur justification trop large.

3° L'astigmatisme, le chromatisme. et en général tous les défauts optiques de l'œil, causent beaucoup moins de fatigue quand l'éclairage est abondant. — Dans nos climats, l'éclairage par la lumière diffuse n'atteint jamais une intensité nuisible.

4° L'opinion qui considère l'éclairage bilatéral comme nuisible à la conservation de la vue ne repose sur aucune base théorique, et les essais comparatifs faits depuis dix ans ne paraissent pas favorables à l'éclairage unilatéral,

B. — *Règles pour la construction des écoles.*

5° On ne pourra obtenir un éclairage suffisant au moyen de jours pratiqués d'un seul côté que si la largeur de la salle n'excède pas la hauteur des linteaux des fenêtres au dessus du sol.

6° L'éclairage par derrière, s'il vient de haut, peut être associé, en cas de besoin, à l'éclairage latéral; l'éclairage par un toit vitré est excellent.

7° L'éclairage bilatéral doit être préféré à tous égards. Dans ce système, la largeur de la classe étant, pour la même hauteur de fenêtres, deux fois plus grande que dans le cas de l'éclairage unilatéral, l'intensité lumineuse au milieu de la salle, qui est la partie la moins favorisée, est double de celle obtenue, à la même distance des fenêtres, par l'éclairage unilatéral. Il ne faudrait cependant pas que la largeur de la classe dépassât le double de la hauteur des fenêtres.

8° Il faut attribuer une grande importance à l'orientation de l'école, dont l'axe doit être dirigé N.-N.E. au S.-S.-O; on ne devrait jamais accorder une tolérance de plus de 40 degrés de part et d'autre de la direction N.-S. à moins de conditions climatériques exceptionnelles.

9° Le maître fera face au midi.

---

(1) Ces conclusions s'appliquent à une série de trois articles de la *Revue scientifique* dont le dernier a été seul reproduit ici.

10° Il est absolument indispensable de ménager, de part et d'autre de l'axe de la classe, une bande de terrain dont la largeur soit double de la hauteur des constructions les plus élevées qu'on puisse prévoir, en tenant compte des progrès de l'aissance qui font multiplier les constructions à étages, jadis inconnues dans les campagnes. Cette dernière condition est la plus importante de toutes (1).

C. — *Règles pour la confection des livres.*

11° Les livres doivent être imprimés en caractères d'autant plus gros qu'ils sont destinés à des enfants plus jeunes: il importerait de dresser à cet égard un tableau indiquant le nombre maximum de lettres qui serait admis par centimètre courant.

12° Il conviendrait d'interdire dans les établissements d'instruction secondaire l'emploi de livres imprimés sur une justification trop large.

Docteur JAVAL.

---

(1) Je reçois à l'instant le fascicule n° 11 (15 novembre) de la *Revue d'hygiène*, contenant une très intéressante critique du docteur Zuber sur l'orientation et la largeur des rues des villes (p. 887). L'auteur renvoie aux sources suivantes: Leroy, *Précis d'un ouvrage sur les hôpitaux*, etc., in *Mémoires de l'Académie des sciences*, Paris, 1787, p. 585. — Fonssagrives, *Les villes, leur hygiène*, etc., in *Revue scientifique*, 1874, p. 542. — Fonssagrives, *Hygiène et assainissement des villes*, Paris 1876, p. 97-108. — *Deutsche Vierteljahrschrift für die öff. Gesundheitspflege*, t. VII, p. 50, et t. VII, p. 936.—Adolf Vogt (in Bern), *Ueber die Richtung städtischer Strassen nach der Himmelsgegend und das Verhältniss ihrer Breite sur Häuserhöhe, nebst Anwendung auf den Neubau eines Kantonsspitals in Bern*, in *Zeitschrift für Biologie*, 1879, p. 28, avec dessins.

LE MÉCANISME DE L'ÉCRITURE.

(Extrait de la *Revue scientifique*, 21 mai 1882.)

Il y a bientôt deux ans, je publiais à cette même place (1) un bref résumé d'une longue étude sur la physiologie de la lecture, qui avait paru antérieurement dans les *Annales d'oculistique*. Dans cette étude, rompant avec les idées généralement admises, j'attribuais la production de la myopie aux efforts d'accommodation, et, reléguant au second plan l'influence du mauvais éclairage des classes et du matériel scolaire mal construit, j'attirais l'attention sur les mauvaises méthodes d'écriture et surtout sur la mauvaise impression des livres destinés au premier âge. Les résultats de mes recherches sont tombés dans le domaine commun bien plus tôt que je n'eusse osé l'espérer, si bien que, dans une conférence dont la *Revue scientifique* a récemment publié la traduction (2), le docteur Hermann Cohn a pu exposer mes vues sur la matière en se bornant à citer mon nom toutes les fois qu'il était conduit à me contredire.

On sait que M. Hermann Cohn a eu le très grand mérite d'attirer, le premier, l'attention du public sur les progrès inquiétants de la myopie, et sa statistique de 1865, qui a ouvert la marche des travaux similaires, en débutant par le chiffre colossal de 10,060 écoliers, est restée justement célèbre. Aussi personne n'a-t-il été surpris de voir le Comité de l'association des naturalistes allemands lui confier la lourde tâche de faire, devant toutes les sections réunies, la conférence solennelle dont la *Revue* vient de publier une traduction. La juste notoriété de l'orateur et le grand retentissement de sa conférence, prononcée devant la réunion plénière des savants d'Allemagne, me mettent dans la nécessité de revenir ici sur les points en litige.

I.

En ce qui concerne l'éclairage diurne des salles de classe, M. Cohn n'est

---

(1) *Revue scientifique*, n°⁸ 13, 16 et 21, septembre, octobre et novembre 1879, p. 306, 361 et 493. — Ce qui suit est une analyse des parties de notre étude qui n'ont pas encore été mentionnées dans la *Revue* et où M. Hermann Cohn a puisé la matière de sa conférence; nous avons donné un peu plus de développement aux points contestés et aussi à l'étude des mouvements de la main et du bras pendant l'écriture.

(2) *Revue scientifique*, XII, 5 mars 1881.

pas suffisamment explicite, parce qu'il lui en coûte de renoncer ouvertement à la célèbre règle qui porte son nom · « trente pouces carrés de vitrage par pied carré de plancher », règle dont nous avons démontré l'inanité; il ne parle plus des avantages de l'éclairage unilatéral et manifeste hautement sa préférence pour le toit vitré, que nous avions déclaré excellent, mais qui ne peut être réalisé que dans des cas tout à fait exceptionnels. Il nous reste à préciser les règles qui doivent présider à l'éclairage diurne des classes : cela est d'autant plus nécessaire que, par un singulier hasard, pendant que la Commission réunie au ministère de l'instruction publique, était sur le point de prescrire l'adoption de l'éclairage unilatéral dans toutes les écoles de France, en se fon-

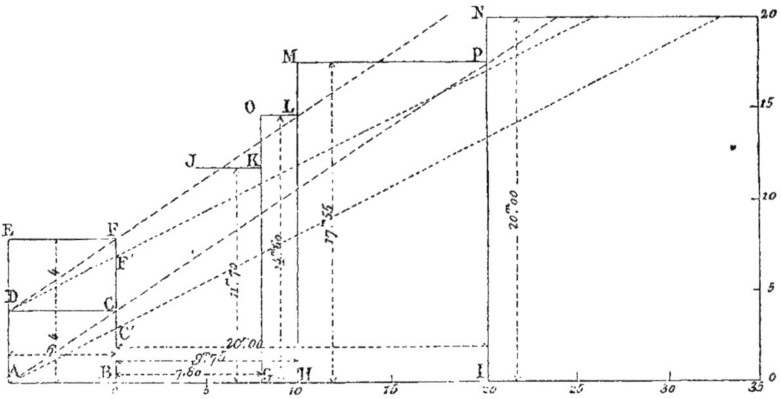

dant principalement sur les écrits de M. Hermann Cohn, notre auteur faisait son évolution si bien que les idées allemandes ont failli être adoptées chez nous, au moment même où nos voisins y renonçaient pour se ranger aux nôtres.

Nous avons exposé ici même les principes auxquels il faut recourir pour assurer l'éclairage : il faut que, de chaque tablette à écrire, on aperçoive une partie du ciel suffisamment grande; dès que le ciel sera entièrement invisible pour un seul élève, l'éclairage sera au-dessous du médiocre. Bornons-nous à examiner le cas d'une école éclairée d'un seul côté et construite à Paris; les mêmes raisonnements pourront être employés partout ailleurs, en changeant les chiffres.

D'après le décret du 27 juillet 1859, la hauteur des maisons neuves ne saurait dépasser :

11^m, 70 dans les rues où la largeur est inférieure à   7^m, 80

14 60   —   —   —   9 75

17 55   —   —   supérieure à 9 75

20 00   —   —   20 00

Transportons la classe unilatérale du type officiel, large de 6 mètres et haute de 4 mètres, au rez-de-chaussée d'une maison bordant la rue, et, sans tenir compte de l'épaisseur des murs ni de la hauteur des tables, recherchons si, dans cette classe, représentée en coupe par le rectangle ABCD, le point A reçoit la lumière directe du ciel. Dans ce but, mesurons à partir du point B des distances de $7^m,80$, $9^m,75$ et 20 mètres et aux points G, H et I ainsi déterminés, élevons des verticales mesurant respectivement $11^m,70$, $14^m,60$, $17^m,55$ et 20 mètres, puis par les points K, L, M et N ainsi obtenus, menons des horizontales; enfin prolongeons la verticale CK jusqu'en O. Nous obtenons alors une sorte de gradin J K O L M P N; la prolongation de l'oblique AC se trouve entièrement sous ce gradin, jusqu'à l'abscisse 24; le point A ne verra donc le ciel que si la classe est située sur une avenue d'une largeur supérieure à 24 mètres.

Passons au premier étage et supposons qu'on ait sacrifié le rez-de-chaussée pour d'autres services et que le plancher soit à 4 mètres au-dessus du sol, la classe sera figurée par le rectangle CDEF. Sauf une exception pour les rues dont la largeur est comprise entre 6 et 8 mètres, ce n'est qu'à partir de la largeur de $14^m,20$ qu'il parviendra une parcelle de lumière directe en D, et encore avons-nous négligé les lucarnes qui peuvent s'élever au-dessus de la hauteur accordée pour les façades des maisons. Même sur un boulevard de 20 mètres, l'éclairage d'une classe située au premier étage sera compromis. On voit donc qu'il ne sera possible que très exceptionnellement, dans les villes, de disposer d'un jour suffisant pour permettre l'emploi de l'éclairage unilatéral, heureux si l'on parvient toujours à obtenir assez de lumière au moyen de baies percées dans les deux faces.

Pour que l'éclairage soit véritablement bon, il faut moins faire voir le ciel à travers les impostes, auxquelles nous donnons une hauteur de 1 mètre; on obtient ainsi les obliques AC et DF qui démontrent qu'à Paris une classe de six mètres, au rez-de-chaussée, ne sera vraiment claire qu'en face d'un espace libre large de 30 mètres; au premier étage, il faut encore une avenue de 25 mètres, plus large que bien des boulevards.

Une construction analogue permet tout aussi bien de se rendre compte de l'éclairage d'une classe qui prend des jours de deux et même de trois côtés. Pour plus de détails, nous renvoyons au livre que M. Planat vient de publier sur les constructions scolaires (1).

---

(1) *Nouveau règlement officiel pour la construction et l'ameublement des écoles primaires*, avec analyse, article par article, commentaires et développements pratiques, par P. Planat. Paris Ducher. 1881.

Quant au mobilier scolaire, tout le monde étant à peu près d'accord, nous imiterons M. Cohn en n'y insistant pas. Nous ferons seulement remarquer qu'on pousse trop loin la multiplicité des dimensions : avec deux ou trois modèles de tables-bancs convenablement gradués pour les petits enfants, en donnant aux écoliers les plus grands des tables de hauteur uniforme combinées avec des chaises de deux ou trois dimensions différentes, on peut satisfaire à tous les besoins bien mieux qu'avec les cinq dimensions officiellement adoptées, qui seraient bonnes si l'on pouvait espérer que les maîtres auront soigneusement égard à la taille des enfants. La plupart des auteurs qui se sont occupés du mobilier scolaire ont poussé trop loin la réglementation ; au lieu d'épiloguer sur un centimètre de hauteur d'un banc et sur un degré ou deux de pente d'un pupitre, on eût mieux fait de s'apercevoir, dix ans plus tôt, que les principaux agents de myopie sont les livres mal imprimés et les mauvaises méthodes d'écriture, et que la scoliose est principalement attribuable à des principes de calligraphie contraires aux enseignements de la physiologie.

II.

L'étude méthodique des principes d'écriture devrait être précédée d'un exposé historique ; nous ne pouvons donner ici un aperçu, même sommaire, de cette histoire que nous avons esquissée ailleurs, mais nous devons passer en revue les causes matérielles qui, indépendamment des oscillations du goût et des retours systématiques à l'antiquité, nous paraissent avoir exercé sur les variations de l'écriture une influence tout à fait prépondérante : ces causes sont les variations de prix du papier, les transformations de la plume et l'emploi des lunettes.

Le prix du papier a joué un rôle très important dans les transformations de l'écriture ; aussi bien, à la même époque, voit-on employer la cursive sur les papyrus des chartes, tandis que le parchemin des *codices* ne reçoit que des onciales bien ramassées, tassées pour ainsi dire : point de queues, pour pouvoir rapprocher les lignes davantage, abréviations de toute espèce pour ménager la précieuse peau ; rien n'est négligé pour mettre l'espace à profit.

L'invention du papier de chiffon ne remonte pas au delà du xiiie siècle ; aussi, à de rares exceptions près, ne voyons-nous surgir que plus tard l'habitude de séparer largement les mots ; pour la même raison, les longues queues sont relativement récentes ; personne n'était assez riche pour se permettre le luxe des longues lettres qui caractérisaient l'écriture de la chancellerie pontificale. Il n'existe pas d'objet dont le prix ait plus baissé que celui du papier. Il en résulte que l'écriture actuelle ne tient plus aucun compte de la place em-

ployée. Mais, tandis qu'au xix⁰ siècle le gaspillage de papier est sans inconvénient pour l'écrivain, il en est tout autrement pour l'éditeur : ce gaspillage se
multiplie par le chiffre du tirage, et cette circonstance suffit à expliquer
pourquoi, depuis l'invention de l'imprimerie, pendant que l'écriture prenait
constamment du large, les caractères d'impression diminuaient graduellement,
de telle sorte que l'identité entre les caractères manuscrits et imprimés n'a sub-
sisté que pendant bien peu d'années après l'invention de Guttenberg.

La plume a notamment influé sur l'aspect de l'écriture. — Nous voyons la
plume d'oie faire son apparition vers le milieu du vii⁰ siècle; dans les premiers
temps, c'est à peine si cette innovation modifie l'aspect de l'écriture. En effet,
à l'imitation du *calamus*, la plume était taillée comme celles qui servent encore
pour écrire la gothique ou la ronde; son élasticité servait, tantôt pour accentuer
plus fort le sommet des jambages, comme on peut le remarquer dans certaines
écritures anglaises du vii⁰ siècle, tantôt pour renfler le milieu des pleins et donner
aux lettres un aspect analogue à celui des capitales romaines, mais, en somme,
l'aspect général restait celui de manuscrits écrits avec le roseau des anciens.

La largeur de bec du calamus et de la plume a exercé une action détermi-
nante sur la répartition des pleins et des déliés dans l'*onciale,* et, par un effet de
retour, dans la *capitale romaine.* En effet, pour aller plus vite, le *librarius* de
l'antiquité et le moine du moyen âge tâchaient de tracer les caractères d'un
trait continu. De plus, pour éviter la pente disgracieuse de la cursive, il fallait
mettre le coude fortement en dehors : dans cette situation, si vous tracez un M,
vous remarquerez que les déliés sont faits en remontant et les pleins en descen-
dant; si vous tracez un O, vous n'éviterez pas de faire le premier plein plus bas
et le second plus haut qu'il ne conviendrait pour la symétrie. Rien ne serait
plus facile que de multiplier ces exemples.

C'est la forme carrée du bec de plume qui a donné naissance a l'écriture
gothique; pour s'en convaincre, il suffit d'essayer de reproduire des lettres
gothiques en se servant d'un pinceau, d'un crayon, d'une plume ordinaire;
malgré tous les efforts de l'écrivain, le résultat sera très inférieur à celui
qu'on obtiendra au moyen d'une plume à large bec.

L'usage de la plume à bec large, mais taillée obliquement, réalisa un progrès qui se traduisit par l'apparition de la *coulée* et de la *bâtarde.*

Dans la *ronde,* les pleins sont exactement verticaux; d'après les calligraphes,
en prenant pour unité la largeur du bec de la plume, la lettre *u* doit être ins-
crite dans un carré dont le côté mesure cinq becs, de telle sorte que le blanc
compris entre les deux jambages mesure trois becs. La différence entre les
lettres *u* et *n* est presque insignifiante : les jambages, également carrés du haut
sont un peu plus arrondis dans le bas pour l'*u* que pour l'*n*.

La *coulée* ne diffère de la *ronde* que par l'inclinaison ou *pente* qui, dans les plus beaux modèles, est telle que le plein forme la diagonale d'un rectangle dont la largeur est de trois becs et la hauteur de quatre becs; d'où il résulte que la longueur du jambage est $\sqrt{3^2 + 4^2} = \sqrt{25} = 5$. On voit donc que les jambages d'une coulée. écrite entre des parallèles distantes de 4 millimètres sont égaux à ceux d'une ronde tracée entre des parallèles écartées de 5 millimètres.

La *bâtarde* diffère principalement de la coulée, par la distribution des *arrondis* qui, au lieu d'être tous au pied.des jambages, sont répartis comme dans la *minuscule italique* ou dans l'*anglaise* moderne.

Enfin, la taille pointue de la plume d'oie donna naissance à l'*anglaise,* si universellement employée de nos jours; elle se distingue par la longueur considérable des lettres bouclées et par l'absence totale de ce que j'appellerai les *pleins ascendants,* que nos fines plumes de fer ne permettent pas de tracer; la généralisation de l'écriture anglaise est une conséquence de l'invasion des plumes de fer.

L'invention des besicles, qui date de la fin du XIIIe siècle, a puissamment contribué à faire diminuer rapidement la grosseur de l'écriture, et la grande extension que la myopie a prise, surtout parmi les personnes lettrées, a dû nécessairement agir dans le même sens, de telle sorte que la myopie de quelques-uns, en leur permettant d'écrire plus fin qu'il ne faudrait, a pu provoquer la myopie chez ceux qui étaient forcés de les lire.

Il est possible que cette double action de la myopie et des lunettes convexes soit actuellement arrivée à son maximum, car l'emploi des verres convexes est absolument entré dans les mœurs, et les myopes commencent à employer, pour écrire, des verres concaves, qui font disparaître l'influence de leur myopie.

Devons-nous accepter l'écriture moderne? Nous ne le pensons pas d'une manière absolue. Dans notre âge de papier, il importe avant tout de posséder une écriture qui conserve sa lisibilité alors même qu'elle atteint les limites de la plus grande rapidité; la calligraphie de la plupart des maîtres va contre ce but important : on enseigne aux enfants à tracer posément une écriture superbe, qui se déforme dès que leurs études plus avancées les obligent à presser le mouvement. Or les déformations de notre écriture anglaise se produisent suivant un certain nombre de systèmes, mais découlent toutes des inconvénients de notre type d'écriture à main posée. Cela est tellement vrai que, pour déchiffrer une mauvaise écriture, il suffit d'en étudier les particularités : prenons la lettre *a;* l'un ne la ferme pas, de sorte qu'elle se confond avec un *u,* l'autre lui donne la forme *ci.* Outre les déformations particulières à certaines lettres, bien des personnes ont des défauts généraux : par exemple, les jambages sont tous pareils; rien ne distingue plus un *u* d'un *n*, et certains mots, tels que *minimum*, deviennent absolument illisibles, si les points ne sont pas mis exactement sur les i. L'un des défauts les plus répandus consiste à omettre certaines liaisons dans les mots, dont les fragments paraissent alors constituer des mots séparés.

La rapidité exige ensuite que les pleins soient produits par une dépense de force excessivement faible, et plutôt par la largeur du bec de plume que par la pression. Nous rejetterons donc les plumes à pointes *fines* et *extra-fines* et adopterons les becs *médium.*

La vitesse exclut les queues démesurément longues : ce n'est pas un mal, car le caprice de la mode empêche seul de les trouver aussi disgracieuses qu'elles le sont en réalité; dans les belles *bâtardes,* les longues ont une dimension totale qui ne dépasse guère deux corps.

Enfin, pour écrire rapidement, il importe de n'avoir jamais besoin de lever la plume, ce qui constitue une perte de temps considérable. Or, si nous voulons écrire d'une seule traite, nous remarquons que sept lettres nous obligent à lever la plume; il faut quitter le papier avant les lettres *a, c, d, g, o, q,* au milieu des lettres *a, g* et *q,* et après les *q,* et *s.* Un grand nombre de défauts d'écritures proviennent de liaisons qui se produisent pour éviter ces solutions de continuité : introduisons systématiquement ces liaisons où cela sera possible en formant la panse de l'*a,* au moyen d'une sorte d'*e* très ouvert, et appliquons le même système au *g* et au *q,* et voilà quatre lettres qui se feront d'un seul trait de plume. Quant à l'*s,* autorisons la liaison, et il prendra la forme analogue à un *e* renversé, facile à tracer rapidement, et ne pouvant se confondre avec aucune autre lettre.

Les modifications que nous venons d'indiquer nuiraient-elles à la lisibilité de l'écriture?

La grosseur des plumes serait funeste, si l'on s'obstinait à écrire fin. Mais, de larges becs obligeant à écrire gros si l'on ne veut pas boucher tous les *e,* leur emploi aura pour effet de rendre l'écriture plus distincte, à cause de sa grosseur et aussi parce que les déliés montants seront plus visibles que les déliés horizontaux, qualité précieuse qui fait le principal mérite de la *bâtarde.* Il nous semble aussi que les modifications proposées ci-dessus dans la manière de tracer quelques lettres ne sauraient que rendre l'écriture plus lisible : bien des personnes en font actuellement usage sans savoir pourquoi, et leur écriture n'en est pas plus mauvaise et n'a pas un aspect bizarre.

La *méthode Flament* (Belin, éditeur à Paris), adoptée dans un grand nombre d'écoles primaires, répond à une partie des *desiderat* que nous venons de signaler

Voyons maintenant à pallier deux défauts tellement répandus que presque toutes les écritures rapides en sont affectées.

Jamais, dans aucune écriture expédiée, les arrondis ne sont exécutés correctement, il en résulte que les *u, n,* et autres lettres ou parties de lettres analogues ne se différencient plus. Les Allemands prennent même leur parti de cet inconvénient et suppriment les arrondis dans l'écriture à main posée. Pour remédier à l'indécision qui en résulte pour le lecteur, il importe de *faire l'intervalle des lettres plus grand que la largeur des lettres elles-mêmes.* Il n'en résultera pas une distinction entre l'*u* et l'*n,* et la lecture n'en sera pas moins une divination, mais nombre de confusions seront évitées. Dans l'impression, où les lettres ne sont pas jointes, on peut, sans grand inconvénient, les tasser à tel point que les intervalles sont égaux aux lettres; mais pour l'écriture manuscrite, où la liaison introduit une cause de confusion, il importe d'assurer l'individualité de chaque lettre. Si cela n'est pas enseigné, cela tient à l'esprit étroit des Joseph Prud'homme qui, depuis l'antiquité jusqu'à nos jours, ont toujours gâté l'écriture en recherchant l'uniformité, laquelle est l'ennemie évidente de lisibilité. Dans l'anglaise expédiée, comme dans la ronde ou la coulée, le mot *communication* prend l'aspect *communication,* tandis qu'il devient assez facilement lisible si l'on écrit ainsi : *com m u n ication,* le seul inconvénient est une dépense plus grande de papier, ce qui n'est pas à considérer pour l'écriture manuscrite. Cette simple modification, qui consiste à séparer les lettres, rend lisible l'écriture la plus mauvaise.

Arrêtez-vous devant un de ces cadres qui servent d'enseigne aux calligraphes et vous lisez, à quatre pas, d'une écriture irrégulière, la formule consacrée : « Je prends aujourd'hui ma première leçon avec Monsieur Trouilloux des Cha- « drets », et il faut vous approcher bien davantage pour lire dans une anglaise banale et uniforme, ce témoignage de satisfaction : « Voici mon écriture transformée après vingt leçons seulement. » Beau résultat! l'aspect est devenu tellement uniforme, l'espacement des pleins est devenu si régulier, la finesse des déliés ascendants est arrivée à une telle perfection, que l'écriture posée est moins lisible que le griffonnage ancien; et ce sera pire encore quand l'élève voudra écrire rapidement, en se conformant aux enseignements de la calligraphie moderne.

Un autre défaut d'écriture, extrêmement répandu, résulte du déplorable usage des points sur les *i* et des accents. La plupart des personnes n'attendent pas que le mot soit terminé pour mettre les points, les accents et les barres de *t.* Il en découle toute une série d'inconvénients. D'abord, une interruption du délié, qui devrait réunir en un groupe, sans solution de continuité, toutes les lettres d'un même mot. Ensuite un retard excessivement considérable, car il faut plus de temps pour s'interrompre, mettre un point sur un *i* et reprendre le cours du mouvement régulier de la plume, qu'il n'en faut pour écrire deux ou trois jambages. Enfin, bien des personnes, surtout en Allemagne, ne lèvent pas la plume pour faire les points sur les *i*, les barres de *t* et certains accents, et il en résulte des liaisons qui réunissent les accents aux lettres et nuisent considérablement à la lisibilité. Les calligraphes les plus endurcis ne verront aucun inconvénient à ce qu'on ne pose les accents et les points sur les *i* qu'après avoir terminé le mot qui doit les recevoir; c'est une habitude à inculquer aux enfants, et leur écriture ne saurait qu'y gagner en régularité et en rapidité. Le mieux serait même d'interdire absolument l'usage des points et des accents pendant l'écriture et d'exiger qu'ils ne soient placés qu'ultérieurement, en relisant, tandis que la ponctuation doit être mise scrupuleusement du premier abord. Par ce système, on peut écrire extrêmement vite, et, si l'on écrit pour soi-même ou pour les imprimeurs, il est complètement inutile d'ajouter les points et les accents, qui ne sont nécessaires que pour rendre l'écriture lisible malgré ses défauts et pour les personnes les moins exercées. En supprimant les points et les accents, il est facile de prendre *currente calamo* des notes à un cours, de dresser le procès-verbal complet de la discussion la plus animée, et il reste loisible d'ajouter tous ces signes en se relisant à loisir, ou de les faire mettre par un secrétaire.

Ce système même présente le très grand avantage qu'un seul coup d'œil nous permet de constater si une page de notre écriture a été relue ou non : nous écrivons avec régularité et rapidité, et nous augmentons ensuite la lisibilité, sans perte de temps, au moment où nous relisons, par l'addition des points et des accents, que la politesse nous défend d'ailleurs d'omettre dans les écrits que nous ne réservons pas exclusivement pour notre usage personnel.

Il nous reste à étudier l'écriture au point de vue de la facilité d'exécution, qui dépend principalement de la pente et de la position du papier; on verra que les conditions sont autres pour les enfants que pour les adultes, et cette analyse nous conduira aux moyens à employer pour éviter la scoliose.

Examinons les mouvements d'une personne adulte écrivant rapidement. Nous remarquons tout d'abord une oscillation continuelle de la main entière; c'est l'articulation du poignet qui fait un mouvement d'extension pour chaque délié, un mouvement de flexion pour chaque jambage; de plus, les trois doigts qui tiennent la plume exécutent en même temps des mouvements d'extension quand le poignet s'étend et de flexion quand il revient; ces mouvements des doigts ont pour effet de diminuer un peu la pente des déliés et davantage celle des pleins. Les doigts font encore d'autres petits mouvements pour parfaire la forme de certaines lettres et pour soulever la plume, ce qui est très souvent nécessaire, surtout pour mettre les points et les accents; l'écriture la plus rapide et la plus régulière est celle qui réduit au minimum les mouvements des doigts et se fonde le plus possible sur les mouvements du poignet, qui, par leur isochronisme et leur identité, sont un gage de célérité et d'uniformité dans la pente.

Ces mouvements du poignet et des doigts, assistés, chez certaines personnes, d'un mouvement du bras suivant sa longueur, pour former les lettres longues, ne permettent que d'écrire en place; il faut encore un mouvement de translation de toute la main le long de la ligne. Comment s'effectue cette translation? C'est là le point sur lequel nous devons insister tout particulièrement. L'écrivain habile, s'il a oublié les principes de son maître d'écriture, appuie son coude sur le bord de la table, si bien que, tant qu'il écrit sur une feuille étroite, le coude reste absolument immobile et la ligne d'écriture est non pas une droite, mais un arc de cercle ayant pour rayon la longueur de l'avant-bras, augmentée de celle de la main et de la partie de la plume qui dépasse les doigts. Pour en acquérir la preuve, après vous être installé commodément à écrire, posez la pointe de la plume au commencement d'une ligne et faites mouvoir l'avant-bras autour du coude pris comme centre; la plume tracera sur la feuille un arc de cercle de rayon assez grand pour pouvoir être confondu avec une ligne droite parallèle au bord horizontal du papier. Cette immobilité du coude est favorable à la rapidité de l'écriture, car la rotation de l'avant-bras se fait graduellement sans exiger le moindre temps, tandis qu'il se produit nécessairement un arrêt quand on déplace le bras en totalité pour mener la plume tout le long de la ligne. Un autre avantage de ce système, c'est que la rectitude de la ligne se conserve, pour ainsi dire, automatiquement avec le coude bien appuyé; rien n'est plus facile que d'écrire parfaitement droit, avec les yeux fermés.

Quand la ligne est longue, il est impossible de l'écrire tout entière sans déplacer le bras au moins une fois, et ces déplacements sont d'autant plus nécessaires que la ligne est plus longue et que l'avant-bras est plus court; c'est peut-être pour ce motif que nous voyons la mode diminuer peu à peu le format du papier à lettre et aussi que les dames se servent volontiers de papier plus petit que les hommes.

L'emploi du coude comme pivot entraîne d'autres conséquences. — La première est la position du papier que tous les écrivains rapides posent obliquement devant eux, la diagonale qui joint l'angle supérieur droit à l'angle inférieur gauche de la feuille se trouvant à peu près perpendiculaire au bord de la table. — La seconde est la pente de l'écriture; du moment que la ligne qu'on écrit est perpendiculaire au bras, les mouvements du poignet produisent forcément une pente qui serait supérieure à 45°, si les mouvements des doigts et le mouvement de translation de la main ne venaient pas l'atténuer très notablement surtout pour les pleins. — Avec la position du bras et du papier telle que nous venons de la décrire, les pleins viennent naturellement prendre une position à peu près perpendiculaire au bord de la table. Il en résulte que, pour écrire sans pente, l'écrivain habile qui se tient comme nous avons dit n'a qu'à mettre la la feuille droit devant lui : aussitôt les mouvements du poignet dont nous avons parlé cesseront de produire la pente, et sans aucun apprentissage, il écrira droit avec une assez grande rapidité et tout à fait involontairement; la seule difficulté, c'est que pour chaque mot et même plusieurs fois dans le courant d'un mot un peu long, il devient nécessaire de déplacer l'avant-bras, et par conséquent le bras, vers la droite, sous peine de tracer des lignes montantes, comme le font bien des personnes qui s'obstinent à tenir leur papier droit devant elles, comme on le leur a enseigné dans leur enfance.

En observant la manière de faire des écrivains habiles, — ce n'est pas celle des calligraphes, — nous arrivons à cette conséquence qu'il faut incliner le papier vers la gauche d'un angle à peu près égal à la pente de l'écriture et qu'il faut écrire penché. C'est pour plus de clarté que nous avons supposé le coude appuyé sur la table ; on peut, sans inconvénient, n'y placer qu'une partie de l'avant-bras ; bien que n'ayant pas de point d'appui, le coude peut parfaitement servir de pivot immobile pour les mouvements de l'avant-bras.

Voici mon écriture habituelle,
puis le même en fermant les yeux;
Ce qu'elle devient en tenant le papier
droit;
enfin une tentative d'écrire sur
papier Droit avec les yeux fermés

Il faut l'avouer immédiatement, sous le rapport de l'attitude du corps, la position que nous adoptons n'est pas tout à fait sans inconvénient; bien qu'elle permette d'écrire les yeux fermés, on regarde volontiers ce qu'on fait, et cela est même tout à fait nécessaire pour mettre les points et les accents. Or, pour des raisons physiologiques fort complexes, les yeux sont ainsi faits qu'il leur est désagréable de parcourir des lignes obliques ; aussi les personnes qui écrivent comme nous le conseillons sont-elles portées invinciblement à pencher la tête à gauche, de manière à mettre à peu près dans un même plan la ligne d'écriture et les deux yeux : c'est un faible inconvénient pour les adultes, chez qui les déformations du corps ne sont plus guère à craindre.

Chez l'enfant, les données sont autres, et nous allons tâcher d'en déduire les conséquences. — Il faut remarquer tout d'abord qu'à cause de la nécessité de faire écrire les enfants en gros caractères, on est conduit à leur donner des cahiers très larges et souvent même à préférer les formats *à l'italienne*, c'est-à-dire plus larges que hauts ; comme d'autre part, l'avant-bras de l'enfant est bien plus court que celui de l'adulte, il faut renoncer à employer le coude comme pivot, et alors il n'y a plus aucune raison pour faire incliner le papier. Mettons donc le cahier parallèle au bord de la table. Aussitôt les mouvements du poignet et des doigts auront pour effet de produire une écriture sans pente appréciable : nous n'en voyons pas l'inconvénient, et nous acceptons absolument sous ce rapport, l'avis de Fahrner qui a été successivement adopté par le docteur Gross (1) et le docteur H. Cohn. Nous rejetons, au contraire, pour les enfants, la position oblique du cahier, réclamée dès 1870 par le docteur Ellinger et préconisée depuis par le docteur Dally (2), car on sait depuis Fahrner que la position oblique des lignes entraine la position inclinée de la tête, laquelle réagit de proche en proche sur la position de tout le corps. Le cahier tenu obliquement vers la gauche a pour effet, nous l'avons expliqué tout à l'heure, de faire pencher la tête à gauche, sauf pour les borgnes, et le reste du corps suit le mouvement pour éviter une flexion trop considérable du cou et pour ramener à droite le centre de gravité, si bien que le cahier tenu obliquement produit la scoliose à concavité gauche, telle qu'on l'observait il y a trente ans.

L'écriture dite *anglaise* produit une scoliose en sens inverse de la précédente, dont le mécanisme est tout différent ; en effet, en exigeant une écriture penchée sur un cahier tenu droit, les maîtres demandent une chose contre nature : il ne suffit pas de mettre le coude droit *contre* le corps : il faudrait le mettre *dans* le corps, et le malheureux écolier est obligé de se creuser le flanc droit pour y loger son coude, ce qui l'amène à baisser l'épaule droite et à porter tout le poids du corps sur la fesse gauche. Ces deux termes : cahier droit et écriture penchée s'excluent : il faut choisir, sous peine de scoliose. Nous avons expliqué notre préférence pour l'écriture droite, et nous espérons être plus heureux dans

---

(1) Gross, *Grundzüge der Schulgesundheitspflege*. Nördlingen, 1878.

(2) Dally, *Des déformations scolaires de la colonne vertébrale*. Société de médecine publique, 15 octobre 1879.

nos revendications que Fahrner, Gross et Cohn, car, d'une part, ces auteurs n'ont pas donné la véritable raison qui doit faire rejeter l'écriture penchée, et, d'autre part, ils n'ont pas établi en quoi le mécanisme de l'écriture est tout autre chez l'enfant que chez l'adulte.

Dans des pays voisins, pour éviter la scoliose, on va jusqu'à demander que les enfants écrivent pendant une partie de la journée avec la main gauche : il nous semble que l'adoption de l'écriture droite rencontrera moins d'obstacles. — Quant aux enfants qui ont la scoliose moderne à concavité droite, il suffira, le plus souvent, de les faire écrire en penchant fortement leur cahier, pour les guérir assez rapidement : c'est probablement ainsi que la plupart des hommes rectifient involontairement les déviations qu'ils ont contractées sur les bancs de l'école.

A quel âge faut-il adopter l'écriture penchée ? Il nous est difficile de préciser. Cependant nous ferons remarquer qu'il est à peu près indispensable d'écrire sur papier réglé tant qu'on écrit sans pente ; c'est donc au moment où l'écriture est devenue rapide et où l'on cesse de faire usage de papier réglé, qu'il nous paraît utile d'abandonner l'écriture droite. En tous cas, nous la conserverions au moins pour toute la durée de l'école primaire et pour celle des classes de grammaire ; et sans jamais exiger l'écriture penchée, nous l'autoriserions dans dans les classes d'humanités. L'expérience seule pourra indiquer, par la suite, le moment de transition le plus opportun ; le plus souvent, la transformation se fera d'elle-même : qu'on ne l'autorise pas chez les trop jeunes enfants, et on aura supprimé entièrement la scoliose et diminué notablement le nombre des myopes.

Nous espérons que M. Cohn s'associera désormais à la « colère du conseiller « médical Gross et du Français Javal contre l'écriture allemande », dont la pente est excessive. Mais ce n'est pas là qu'il faut chercher la cause de la fréquence plus grande de la myopie en Allemagne : elle est tout autre, et on voudra bien nous dispenser de la dire autrement que dans un pli cacheté déposé à l'Académie des sciences, que nous ferons ouvrir quand les Allemands auront mis le doigt sur le vrai nœud de la question. Outre la mauvaise écriture, la mauvaise typographie et l'hérédité, il y a une cause de myopie tout à fait spéciale à l'Allemagne : c'est bien le moins de la laisser chercher par ceux qui nous ont dit « que le degré de civilisation d'un peuple peut s'estimer d'après le nombre de ses myopes ».

Faut-il entrer ici dans de grands détails sur les inconvénients de l'écriture au crayon, soit sur ardoise, soit sur papier ? En produisant des caractères moins visibles et qui donnent un reflet, en alourdissant la main et laissant affecter à la pointe écrivante une position qu'il faudra rectifier quand on prendra la plume, l'usage du crayon, quel qu'il soit, est mauvais. Étudierons-nous l'inclinaison à donner au pupitre? Ce sont des vétilles en comparaison de la question capitale de la pente de l'écriture. Nous le répétons : l'écriture droite sur le cahier tenu droit est pour les écoliers, le préservatif absolu de la scoliose, et elle est très favorable à la conservation de leur vue ; pour l'adulte, l'écriture penchée tracée sur le papier incliné à près de 45° est la seule qui permette une extrême rapidité ; elle doit être autorisée à partir de l'âge où l'on ne fait plus usage de papier réglé.

Dans un prochain article, nous parlerons de la typographie dans ses rapports avec la myopie.

Docteur JAVAL.

DES DÉFORMATIONS SCOLAIRES

DE

LA COLONNE VERTÉBRALE.

On a beaucoup écrit sur les attitudes vicieuses, mais rien de bien précis; en général on recommande aux enfants de se bien tenir, de se tenir droit, de se redresser, on leur fait honte d'une position désordonnée; mais il semblerait que l'on ait en vue bien plutôt l'alignement et l'uniformité que la recherche des véritables conditions statiques des attitudes. A cet état de choses il y a une excuse et une bonne excuse, c'est que la statique des attitudes habituelles autres que la station debout est presque tout entière à faire ou à refaire. Encore s'en faut-il de beaucoup que l'on soit d'accord, dans la pratique, sur les vraies conditions de cette station. Les uns préconisent les *reins creux* et le précepte « Cambrez-vous! creusez les reins! » leur semble axiomatique. C'est surtout dans les pensionnats de demoiselles et notamment à Saint-Denis qu'il est rigoureusement appliqué. Les autres au contraire, et notamment les militaires, prescrivent avec raison au *soldat sans armes* de rentrer le ventre et d'effacer les épaules, ce qui, à cause de l'éducation antérieure, ne s'obtient en général qu'à grands renforts de démonstration et souvent ne s'obtient point

Le précepte « Tenez-vous droit! creusez les reins! » qui est à l'usage d'un
¹ nombre de familles, de pensionnats et même de marchands de bretelles régénérateurs de l'humanité, est simplement désastreux, et je m'efforcerai de le prouver, assuré de n'avoir point de contradicteurs sérieux. D'autres difficultés se rencontrent encore dans la station debout sur lesquelles nous reviendrons.

Quant à la station assise ou session (*sessum*, assis) on rencontre des contra-dictions plus nombreuses encore, s'il est possible. D'abord, en ce qui concerne le mobilier scolaire, la distance focale, les méthodes d'écriture et de dessin, il est facile de trouver des « autorités » même pour prescrire de grosses erreurs dans les applications de la statique et de la physiologie. Peut-être est-il opportun de débrouiller ces incohérences et de faire rentrer dans la science rigoureuse des études presque exclusivement abandonnées aux amis de la régularité apparente, qui est loin de cadrer ordinairement avec l'ordre réel.

L'influence des attitudes, comme causes de déformations, est en effet considérable. Nos devanciers, sans exception, on peut le dire, ont cru à tort que ces déformations dépendaient de l'action inégale des muscles. Ils croyaient volontiers que par la répétition d'un effort *musculaire* symétrique il se produisait des déformations articulaires et osseuses considérables, et c'est surtout aux *exercices* professionnels et domestiques qu'ils attribuaient les dysmorphies dont bien peu de sujets à enfance délicate sont exempts. C'est ainsi que l'action prédominante du bras droit dans bien des usages de la vie a été longtemps et fortement accusée de toutes les déformations rachidiennes à convexité droite, auxquelles on ne trouvait d'autres remèdes que l'exercice du bras gauche, qui souvent aggrave les déformations secondaires, ou les corsets soi-disant orthopédiques, qui eux, les aggravent toujours. La seule observation des ouvriers manuels, menuisiers, forgerons, cultivateurs, ciseleurs et autres, aurait dû, à défaut même de toute étude de physiologie musculaire, montrer que si les actions musculaires asymétriques avaient les propriétés déformantes qu'on leur prête, nous aurions sous les yeux toute une population de scoliotiques et de bossus; en effet l'action prédominante, énergique et continue du bras droit, dans presque tous les corps d'état actifs est manifeste, et cependant les déformations rachidiennes sont dans ces états excessivement rares; on trouve des muscles plus volumineux et plus forts d'un côté à l'autre, mais le squelette est symétrique, même chez les maîtres d'armes (1). Il n'en est pas de même quand ces ouvriers prennent et gardent un équilibre vicieux dès le jeune âge; compriment les surfaces osseuses avec les outils et s'appuient presque exclusivement sur un soutien partiel, l'un des pieds, l'une des fesses, par exemple; les brodeuses, les tourneuses, les tisseuses sont dans ce cas. Les vignerons

---

(1) Mon excellent ami, le docteur Mathias Roth, de Londres, vient de rééditer dans le *Journal d'hygiène* (n° de septembre 1879) un certain nombre de figures représentant les attitudes vicieuses qui selon lui, produisent les déformations rachidiennes, et montrant les bonnes attitudes. L'action du poids du corps ne figure pas dans les données de M. Roth. La plupart des figures, le *balayage*, la *couture*, le *repassage*, le *port* des enfants sur le bras gauche sont peut-être disgracieuses, mais sûrement innocentes. Les repasseuses et les bonnes d'enfants sont plus droites que les savantes écolières qu'elles ont porté ou dont elles lissent le linge. Jamais le balayage n'a déformé qui que ce soit Je répète donc ici ce que je dis plus haut des professions: que ce ne sont pas les attitudes actives, ni la musculation asymétrique qui déforment, ce sont surtout les attitudes passives. Aucune des trois attitudes scolaires que j'étudie ici n'est relevée dans le travail du savant médecin qui a tant contribué par sa pratique aux progrès de la vraie gymnastique médicale. D'ailleurs ces planches datent d'au moins quinze années; elles figuraient à l'Exposition de 1867. Peut-être eût-on pu modifier quelques-unes des attitudes normales.

d'un autre côté, se voûtent beaucoup et longtemps tout d'une pièce et il n'est pas rare, dans les pays à culture exclusive de la vigne, de rencontrer des hommes pliés en deux dès l'âge de cinquante ans. Cette étude des déformations professionnelles reste à faire au surplus, et nous ne connaissons sur ce point aucune monographie.

Mais il reste acquis — je crois avoir contribué à le démontrer — que l'action musculaire, aussi asymétrique, aussi énergique qu'on le suppose, reste à elle seule incapable de produire une déformation du squelette.

L'agent qui, en dehors de l'hérédité produit les déformations, c'est la pesanteur ou plus exactement c'est le poids des parties supérieures du corps s'exerçant, grâce à un équilibre vicieux, sur une région qui n'est point appropriée à une résistance adéquate et selon une direction qui n'est point normale. On conçoit en effet sommairement que si le centre de gravité, au lieu de répartir le poids qu'il supporte sur les deux composantes du parallélogramme des forces, le fait porter tout entier sur l'une des composantes, il doit se déplacer selon la verticale de cette composante et tendre à tomber au centre du soutien désormais unique. A cet effet, si nous prenons la station unipède ou unifessière, le centre de gravité du corps humain, qui se trouve au niveau de la première vertèbre, entraînera la région lombaire du côté du soutien, ce qui ne peut s'exécuter qu'en tordant et en inclinant la région lombaire et le bassin du côté du support .Si cet exercice est de courte durée et se trouve contrebalancé pour une durée égale par le mouvement opposé, rien de mieux: c'est là un exercice; mais s'il se trouve, par quelque circonstance que ce soit, que l'un des côtés soit constamment ou fréquemment préféré et pour une certaine durée, il se produira dans les articulations lombo-dorsales et sacro-lombaires une pression unilatérale à laquelle muscles et ligaments seront, au bout d'un certain temps, incapables de résister; les tissus élastiques perdront leur élasticité après que les muscles mécaniquement allongés auront perdu leur plus grande somme de contractilité. Les attitudes doivent donc être étudiées non seulement quant aux muscles qui les déterminent, et c'est à cela que se borne actuellement la physiologie pathologique des mouvements, mais surtout quant aux jointures qui supportent l'effort continu de la pesanteur. Tel est le sujet du présent travail. Je voudrais montrer que parmi les attitudes scolaires il en deux particulièrement vicieuses qui sont *recommandées, enseignées* dans nos écoles; que leurs méfaits sont beaucoup plus considérables, beaucoup plus étendus qu'on ne le suppose, et qu'elles ont pour l'avenir de leurs nombreuses victimes des conséquences graves. C'est à mes yeux une calamité publique. Mon but serait atteint si je pouvais, grâce au concours des confrères éminents qui veulent bien me prêter leur attention, déterminer une réforme pédagogique décisive.

I.

DES REINS CREUX.

Les courbures antéro-postérieures, ou, pour mieux dire, les flexions de la colonne vertébrale sont nulles, ou peu s'en faut — ce n'est pas le lieu de le discuter ici — à la naissance. L'attitude verticale les détermine. La marche prématurée, comme la fatigue, les exagère. On sait que des trois flexions normales c'est l'inférieure qui est la plus considérable ; elle se forme non seulement par l'action du poids des parties supérieures, mais encore par la traction continue des viscères qui, dans la région dorso-lombaire, viennent s'insérer sur le corps des vertèbres. A cette courbure, dont la convexité est antérieure, répond la courbure compensatrice, à convexité postérieure, du dos, qui est contrebalancée par la courbure cervicale à convexité antérieure. Les flexions compensatrices répartissent des poids égaux autour de la verticale du centre de gravité. Elles sont généralement solidaires ; à une courbure sacro-lombaire excessive répondent des voussures dorsales et des extensions forcées du cou sur le dos, en sorte que les reins creux, le dos rond et la tête renversée, menton en l'air, marchent de pair.

Il importe donc au plus haut degré, pour l'équilibre statique, de maintenir les flexions antéro-postérieures dans d'étroites limites. Si, en effet, l'on *creuse les reins* (cambrure, ensellure), on déplace en avant le centre de gravité, on pousse du ventre », les viscères ne sont plus maintenus dans la cavité abdominale, la ceinture musculaire perd par l'excès de sa tension sa contractilité, les viscères débordent les crêtes iliaques et viennent en certains cas tomber sur les cuisses. On réalise ainsi volontairement la déformation abdominale qui survient après la grossesse chez certaines femmes aux muscles émaciés.

D'un autre côté, le déplacement en avant du centre de gravité, qui se trouve au point tangent à l'arc lombo-sacré, entraîne le dos dans un sens opposé ; le haut du tronc se rejette en arrière et, pour contrebalancer finalement cet équilibre instable, le cou se fléchit, puis, entraînant le menton en l'air, la tête se rejette en arrière. L'obésité abdominale et la grossesse produisent souvent cette attitude, mais j'ai la conviction que l'attitude, de son côté, favorise l'obésité en permettant la formation et l'accumulation sans nulle contrainte de masses adipeuses dans les viscères, dans le mésentère et sous les muscles inactifs. Au bout d'un certain temps les reins creux restent creux, tant par suite de l'impuissance des muscles fléchisseurs du tronc que par suite de l'extension forcée des articulations lombo-sacrées, qui s'adaptent à une attitude permanente. J'ai vu un nombre considérable de sujets, et même de jeunes sujets, qui ne pouvaient plus fléchir les reins et qui ne fléchissaient le tronc que faiblement par les seules vertèbres dorsales, arrivant à peine à 70° ou 75° angulaires.

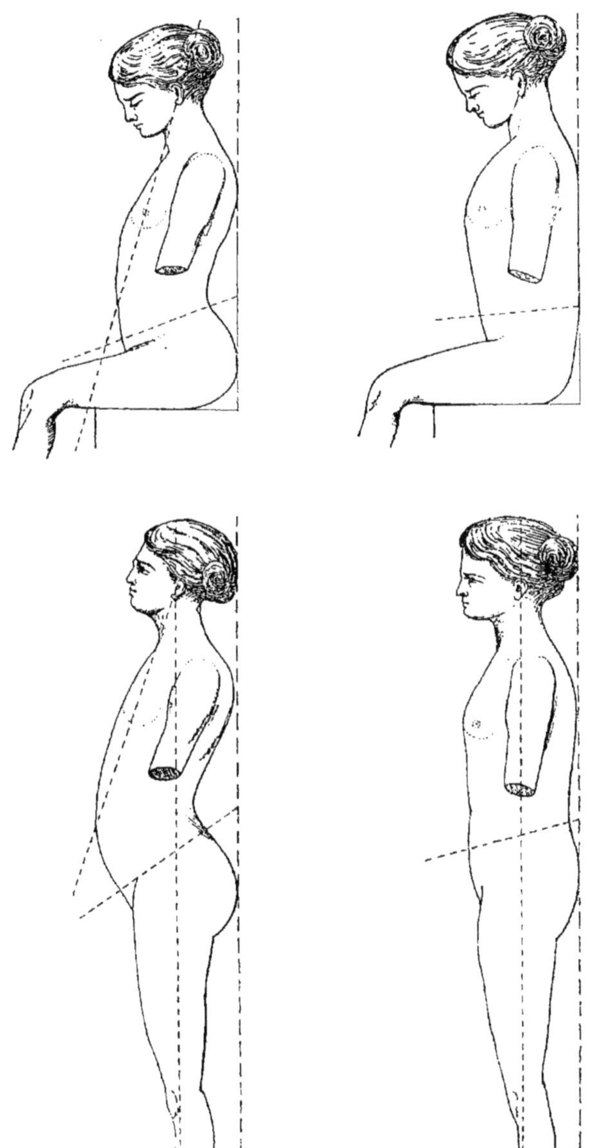

De même que le dos, au surplus, mais non pour les mêmes motifs, le sacrum se projette en arrière, de haut en bas; ce n'est plus ici une flexion compensatrice, mais une simple bascule de levier ; le sacrum entraîne le bassin, qui devient très incliné de haut en bas et d'avant en arrière, ce qui vient encore favoriser la projection antérieure des viscères.

Ce n'est pas ici le lieu de rechercher jusqu'à quel point cette ensellure lombo-sacrée est physiologique, non plus que de savoir pourquoi elle est plus fréquente dans certaines races humaines que dans d'autres ; j'ai étudié ces faits ailleurs, et je crois que partout où elle existe à l'état collectif, comme en Andalousie et en Afrique, il s'agit d'une sorte de déformation ethnique qui satisfait un goût habituel, comme le font les pieds des Chinoises ou les crânes des Incas. Je ne veux pas non plus demander à quelle époque le goût de la cambrure s'est introduit chez nous : ce qui est sûr, c'est qu'il n'existait pas chez les Grecs, non plus que chez les Romains, nos maîtres en plastique et en esthétique, et que pas un marbre antique ne nous montre cette déformation.

Il nous suffit, sur le terrain où nous sommes placés, de savoir que les reins creux entraînent une série de déformations : dos ronds, ensellure cervicale, ventre procident, fatigue lombaire, extrême incapacité de marches longues, inclinaison du bassin, obésité, raideur du tronc, etc.; j'ajoute, mais avec plus de réserve, que le nombre de femmes ensellées et obèses est beaucoup plus considérable qu'autrefois, et qu'il y a là une source d'infirmités privées qu'il est facile de tarir.

En effet, cette attitude désastreuse, on l'*enseigne* dans un grand nombre d'écoles publiques et particulières et surtout dans les écoles de filles. On la trouve recommandée sous des termes plus ou moins atténués dans plusieurs ouvrages de pédagogie et dans un certain monde, la « belle cambrure andalouse » est fort prisée.

On l'enseigne dans deux positions, debout et assis ; on en fait une règle d'équitation — règle que jamais un cavalier élégant n'a acceptée — et l'on peut voir au théâtre comme dans le monde, que la « bonne tenue » des jeunes filles, trop souvent obligatoire pour leurs mères, consiste à éviter cette légère flexion qui, quand elle ne va pas jusqu'à l'affaissement, est d'une grâce exquise, alors que les reins creux offrent le type de la plus disgracieuse raideur.

Dans l'attitude debout, il est certain qu'une légère cambrure est physiologique, et c'est précisément pour ce motif que, la station assise étant une attitude de repos, il est utile de placer les articulations vertébrales dans le relâchement, dans la flexion ; il importe, en un mot, de leur donner une attitude différente, opposée s'il se peut, à celle de l'attitude active. Ainsi, l'on ne fatigue pas les mêmes points d'une même région.

C'est surtout la combinaison de reins creux quand on est debout et quand on est assis, c'est-à-dire la continuité d'une même attitude exagérée qui produit efficacement la déformation que j'accuse ici. On voit que le remède est très simple. Il faut renoncer à enseigner l'art de se déformer, et laisser les enfants se reposer quand ils sont assis, c'est-à-dire placer leur tronc dans une très légère flexion, à courbure unique du cocyx au crâne, tout en leur offrant un dossier au niveau de la première vertèbre lombaire, vers la région du centre de gravité. Il faut aussi que le siège comprenne près des deux tiers des cuisses, les ischions et le coccyx. Sur cette large base de sustention un poids considérable peut être supporté sans fatigue, tandis que, dans la détestable attitude aux reins creux, le centre de gravité se déplace en avant et vient tomber entre les cuisses, au centre d'une aire beaucoup plus circonscrite.

Quant à l'attitude debout, il résulte de mes expériences très nombreuses que, pour être normal, le plan vertical passant par les deux trous auditifs doit se trouver dans le plan des crêtes iliaques supérieures et des axes des cavités cotyloïdes. Dans cette attitude, l'apophyse épineuse lombaire la plus éloignée du plan vertical tangent au crâne et au dos, aux fesses et aux talons, ne doit pas s'écarter de plus de 3 centimètres, afin que le centre de gravité situé au centre du corps vertébral, se trouve géométriquement dans le plan médian transversal à son intersection avec le plan antéro-postérieur.

Ces notions très simples de statique animale mériteraient, j'en conviens et je le désire, d'être discutées avec rigueur. Elles ne s'écarteront jamais assez de la vérité absolue pour que dans la pratique une correction éventuelle ait une importance sérieuse. J'engage donc ceux de mes confrères qui en reconnaîtront le bien fondé à les propager. Il s'agit ici d'une œuvre d'une incontestable utilité sociale.

II.

DE LA STATION GRAPHIQUE UNILATÉRALE.

Depuis l'adoption universelle de l'écriture anglaise, inclinée de gauche à droite, on a contracté l'habitude de tourner le papier par rapport au corps. De cette façon, les lignes que l'on trace sont perpendiculaires à l'axe transversal du corps, et la main droite repose aisément sur son bord externe, en sorte que ses mouvements de flexion sont aussi des mouvements natures d'adduction.

Dans ces dix dernières années, quelques maîtres d'écriture, choqués sans doute de la très grande variété d'obliquité sur le pupitre et désireux de réaliser cette grande uniformité qui est un des soucis nationaux et qui nous fait habiller nos enfants en soldats galonnés, se sont avisés de rectifier la méthode usuelle, et puisqu'il faut que quelque chose soit de travers, d'y mettre le corps au lieu du papier. A cet effet, ils ont prescrit aux écoliers d'incliner le tronc à gauche, de poser le coude et l'avant-bras gauche transversalement sur la table, de se reposer sur la fesse gauche, en avançant le pied du même côté. Dans cette attitude, le tronc se trouve, en effet, par rapport à l'écriture, dans la même position que si, le corps étant d'équerre, le papier était tourné, c'est-à-dire que les jambages sont perpendiculaires à l'axe transversal du corps ; mais le papier est d'équerre avec la table, l'ordre est sauvé !... il est vrai que le corps est de travers, qu'il est dans un équilibre vicieux, que, pour peu que cette attitude se prolonge, les vertèbres, tournées sur leur axe en un sens opposé, aux lombes et au dos, se déformeront, que le rachis s'incline et que le poids du corps, au lieu d'être supporté symétriquement par les ischions, les symphyses sacro-iliaques et la colonne, portera désormais sur un ischion et sur le coude ; qu'entre ces deux supports le rachis s'inclinera comme une tige flexible offrant deux appuis, et qu'il se formera un arc à convexité gauche... Qu'importe, ne faut-il pas que le papier soit droit ?

C'est évidemment là qu'est la grosse affaire. Aussi déforme-t-on les écoliers, et surtout les écolières, comme à plaisir. Les écoliers résistent et heureusement ; ils prennent mal la position assez gênante tout d'abord, puis ils en prennent d'autres qui contrebalancent les fâcheux effets des méthodes perfectionnées ; enfin, ils sont moins dociles, moins sédentaires que les filles. Mais celles-ci échappent peu à l'attitude déformante que je signale ; presque toutes ont de nos jours l'épaule gauche plus haute et les côtes gauches plus saillantes, plus volumineuses ; je reconnais que le plus souvent cette dysmorphie ne constitue pas une déformation très grave, qu'elle est moins apparente et surtout plus curable que la vraie scoliose à triple ou quadruple courbures, mais il n'en reste pas moins souvent que le mal prend des proportions sérieuses chez les enfants délicats.

Dans cette seule année (septembre 1879), grâce au concours bienveillant de mes confrères, j'ai pu examiner et traiter plus de trente cas de déformations rachidiennes à courbure unique, convexité à gauche, inclinaison et torsion du bassin, dont l'origine scolaire n'était pas douteuse. C'est en présence de mes confrères que je demandai aux enfants de prendre l'attitude qu'on leur enseignait et immédiatement nous assistons à l'aggravation de la déformation pour laquelle on voulait bien prendre mon avis. Et comme il s'agit ici d'une lutte contre une routine puissante, on me permettra de citer les noms des médecins : MM. Moutard-Martin, Dareste, Wolker, A. Bertrand, Ch. Monod et Louis Monod, professeurs Verneuil, Parrot, Trélat et G. Sée,

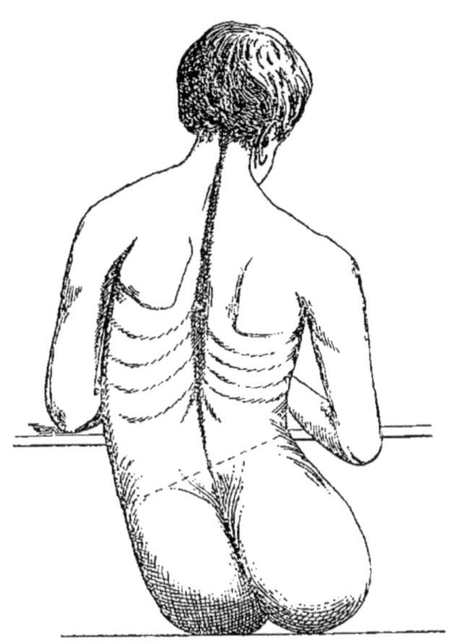

Riant, Mary Durand, Beylard, Napias, J. Michel, Leudet, Cornil, Cheurlot, Hausser, Proust et d'autres encore, qui ont vérifié, le plus souvent en ma présence, l'exactitude des faits que j'avance, à savoir l'existence d'une déformation rachidienne et costale, spéciale et consécutive à l'attitude graphique dont je fais ici le procès. •

On se rendra au surplus un compte exact de cette attitude et on la reconnaîtra au premier coup d'œil par le seul examen de la figure ci-dessus, qui rend assez exactement les lignes, mais qui n'explique pas assez que le poids du corps, du tronc et de la tête repose, non sur les deux ischions mais sur la face externe de l'os iliaque, en bas et par l'intermédiaire du coude sur les vertèbres cervico-dorsales, en sorte que c'est obliquement à l'axe normal du corps et non verticalement que s'exerce la pesanteur; de là la formation d'un arc vertébral avec torsion des apophyses épineuses vers la gauche, tandis que le corps des vertèbres se tourne vers la droite. En même temps, et par suite même de cette torsion, les têtes costales sont comprimées l'une sur l'autre à droite, libres à gauche, et la nutrition s'y opère bien plus largement. La voussure costale, la gibbosité se produisent dès les premiers mois, et l'omoplate soulevée, basculante, ne s'applique plus sur les côtes : son angle inférieur paraît détaché et il soulève les robes ajustées, au grand désespoir des mères.

Il n'entre pas dans le plan de ce travail exclusivement hygiénique de décrire plus amplement le mécanisme et les désordres de cette forme de scoliose, si toutefois ce nom lui convient, qui comporte plusieurs variétés; mais je puis dire ici que, voué depuis vingt-cinq ans à une pratique spéciale, ce n'est que depuis cinq ou six années que j'observe la grande fréquence de ce genre de déformation. Les auteurs constatent en effet, comme j'ai pu le faire, que la scoliose à convexité dorsale droite était incomparablement la plus fréquente. Il en est aujourd'hui, dans ma pratique du moins, tout autrement. Néanmoins, la scoliose à triple ou quadruple courbures a aussi, fréquemment, pour origine une station vicieuse, à savoir la station unifessière gauche, sans la complication de la méthode d'écriture « perfectionnée. » En sorte que dans les déformations rachidiennes qui ont pour cause l'action de la pesanteur dans une attitude vicieuse, il y a deux espèces distinctes dans leur mécanisme secondaire :

1° La station unifessière gauche associée à la torsion du corps de droite à gauche et à l'appui sur le coude gauche produisant une déformation rachidienne de grand rayon à convexité gauche ;

2° La situation unifessière gauche avec torsion dorsale de gauche à droite et torsion céphalique de droite à gauche produisant des torsions latérales compensatrices avec triple ou quadruple courbures.

A ces attitudes vicieuses dans la session s'ajoute le plus ordinairement la station debout unipède (hancher) droite qui produit le même effet mécanique que la station fessière gauche : inclinaison à gauche et torsion sur l'axe transversal de gauche à droite.

Pour ne pas compliquer ces explications, je me borne à signaler ici cette association habituelle : le hancher droit debout et la session gauche assise, attitudes s'entraînant mutuellement et concourant mécaniquement toutes deux au même résultat : la torsion et l'inclinaison du bassin et des vertèbres lombaires.

Les déformations qui se produisent pendant les attitudes vicieuses peuvent s'effacer sur le champ ; et si le sujet a des articulations robustes ou s'il varie les attitudes, il échappe à leurs effets. Mais si, comme cela arrive, il s'habitue à une inclinaison qu'il trouve commode, s'il la prend constamment, il se déforme, fût-il vigoureux, car il est impossible aux jointures de supporter, durant les 8 ou 10 heures scolaires, un poids double de celui auquel elles sont appropriées, et cela selon une direction défavorable à la résistance. La forme du solide articulé humain sera déterminée par la situation du centre de gravité, autour duquel il faudra grouper, coûte que coûte, les parties mobiles.

Ce sont surtout les sujets un peu grands qui sont ici exposés, à cause de la longueur des bras de levier que représentent les segments du squelette et qui agissent sur les centres de mouvement proportionnellement à leur longueur.

Les filles, de qui on exige beaucoup plus de stabilité et qui sont d'ailleurs plus dociles, souvent plus grandes et plus délicates pour leur âge, se déforment beaucoup plus vite et beaucoup plus gravement. La proportion des filles déformées aux garçons est de 15 à 1. Je pose en fait qu'actuellement, peu ou prou, grâce aux exigences scolaires croissantes pour les filles, il n'en est pas une sur dix, de celles qui ont fait leurs études et pris leur diplôme, qui, à seize ans, n'offre pas une inégalité *manifeste* des côtes, des épaules et des omoplates. D'un autre côté, j'ai vainement cherché dans les campagnes, où les filles travaillent aux champs, une trace de scoliose, et plusieurs instituteurs interrogés m'ont répondu négativement. Je ne parle pas ici, bien entendu, des *maladies du squelette*, mal de Pott, etc. Les attitudes scolaires ont quelque chose de tellement désastreux que, si l'on compare les institutrices aux ouvrières, même à profession sédentaire et à mouvement musculaire partiel, telles que les couturières, on est frappé de la différence à l'avantage de celles-ci. C'est donc bien l'attitude graphique et non le mouvement qu'il faut incriminer.

Cependant il faut reconnaître qu'une fois l'attitude adoptée on la conserve dans toutes les habitudes de la vie ; à table, au piano, au salon, etc., en sorte que nous avons ici un renforcement naturel du mal.

Le remède est tout indiqué ; mais, si simple qu'il soit, il rencontre dans la pratique collective une grande résistance. On m'accordera maintenant que si quelque chose doit être de travers dans la pratique de l'écriture anglaise, il vaut peut-être mieux que ce soit le papier que le corps des écoliers ; mais les maîtres d'écriture ne sont pas de cet avis. J'ai eu trois jeunes garçons d'une même classe suffisamment déformés pour que l'on me réclamât pour eux un traitement. J'ai signalé le fait au chef de l'institution, qui a consenti, sur la demande des parents, à autoriser ces trois enfants, *mais non la classe,* à prendre une autre attitude. Le même fait s'est présenté dans une institution de demoiselles ; on a enseigné spécialement à une jeune fille l'attitude que je prescrivais, mais on n'a rien changé à la méthode dans la classe. Mes efforts individuels ne seront donc pas très efficaces, si je n'ai le concours de tous ceux que mon travail aura convaincus ! Il faut d'abord que l'enfant soit assis sur les deux fesses et qu'il ne prenne, pour aucune raison, l'habitude de faire porter à l'une d'elles une surcharge quelconque ; puis, très légèrement fléchi, il pose les deux *poignets* sur la table, sans *s'appuyer ni sur l'un ni sur l'autre.* Quant au papier, la diagonale du parallélogramme qu'il figure doit être perpendiculaire à la table. Si vous voulez le papier droit, adoptez la ronde bâtarde. Quant aux attitudes variées que prennent les écoliers en lisant et qui consistent, dans les longues heures d'étude, à s'accouder tantôt d'un côté tantôt de l'autre, attitudes qui font le désespoir des parents, il faut se garder de les interdire. Outre qu'elles se neutralisent, elles reposent, par leurs variétés mêmes, les lombes fatigués d'une trop longue session.

III.

DES ATTITUDES VICIEUSES DE LA TÊTE.

Beaucoup moins graves que les précédentes, elles ont une certaine importance. Le plus souvent, pendant l'écriture, la tête est inclinée à gauche et la face tournée vers la droite. Elle est sollicitée par l'attitude même de l'épaule sur laquelle la tête tient à se reposer ; quand la tête s'incline à droite, ce qui est rare, cette attitude dépend de l'inégalité dans l'acuité visuelle ou d'un strabisme intermittent qui passe souvent inaperçu, parce qu'il ne se produit que pendant les exercices scolaires.

L'extension forcée de la tête est la plus fâcheuse des attitudes vicieuses ; comme les précédentes, elle est souvent le résultat d'une fausse éducation. On dit aux enfants : « Tenez-vous droits ! » et ceux-ci s'empressent de renverser la tête et de mettre le menton en l'air. Pour beaucoup de personnes, le le croirait-on, cela est bien ; cela s'appelle la « tête haute, l'expression franche, le regard droit » ! Dans cette attitude le rayon de l'arc cervical à convexité antérieure devient tellement petit que l'occipital vient se reposer sur le cou ou peu s'en faut ; la hauteur du cou s'efface en arrière et l'on dirait d'une tête rapportée directement sur un tronc.

La prescription la mieux comprise est de *serrer le menton au cou,* le regard horizontal ; c'est alors au surplus que l'on se rendra compte de l'exactitude de mon précepte : *le plan vertical des trous auditifs doit être dans le plan médian du corps.*

J'aurais à ajouter ici un assez grand nombre de faits relatifs aux attitudes vicieuses de la bouche, des épaules, des genoux, des pieds ; mais, outre qu'elles ne sont pas exclusivement scolaires, elles ont moins d'importance que les précédents, surtout au point de vue de l'hygiène publique. J'en traiterai ailleurs.

RÉSUMÉ.

En résumé, je crois avoir établi dans mes travaux antérieurs ou dans le présent travail :

1° Que c'est l'action de la pesanteur agissant dans les attitudes vicieuses et non celle des muscles qui est le grand facteur des déformations scolaires ;

2° Que parmi ces attitudes il en est trois qui sont particulièrement graves, à savoir : *les reins creux, la station unifessière* gauche, associée ou non au support brachial gauche avec torsion du tronc ou à la simple torsion compensatrice à droite, et enfin l'*extension forcée de la tête sur le cou*;

3° Que ces attitudes sont non seulement fréquentes dans nos écoles, mais qu'elles y sont même recommandées et prescrites ;

4° Qu'il est nécessaire de faire pénétrer dans nos établissements scolaires quelques notions de statique humaine, qui conduisent naturellement à la suppression des attitudes vicieuses, sources fécondes de déformations rachidiennes plus ou moins graves.

Docteur DALLY.

RAPPORT

SUR

LES MESURES A PRENDRE

CONTRE LES ATTIDUDES SCOLAIRES VICIEUSES

AU NOM D'UNE COMMISSION COMPOSÉE

de MM. le docteur Lagneau, président; docteur Blondeau, docteur Dally,
docteur Javal, M. Kœchlin-Schwartz, docteur Napias, docteur Th. Roussel,
docteur Vallin.

Par M. le docteur THORENS, rapporteur.

Dans votre séance du 23 juillet 1879, notre collègue M. Dally a attiré votre
attention sur un type particulier de déformation rachidienne, de scoliose à
courbure unique, à grand rayon, avec convexité à gauche, d'où élévation de l'é-
paule gauche, inclinaison et courbure du bassin; cette déformation est tout à
fait différente de la scoliose vraie, à 3 ou 4 courbures, à convexité dorsale droite
prédominante; on dirait même qu'elle tend à remplacer cette dernière, du
moins les médecins sont-ils appelés de plus en plus à constater sa fréquence.
Son origine scolaire ne semble pas être douteuse, et elle paraît être en relation
avec l'adoption universelle de l'écriture anglaise, inclinée de gauche à droite,
combinée avec certaines méthodes d'enseignement de l'écriture.

M. Dally invoquait à l'appui de son opinion les résultats de sa pratique per-
sonnelle et, à juste titre, sa compétence spéciale et bien reconnue dans les questions d'orthomorphie.

Messieurs, j'ai l'honneur de vous présenter le rapport de la Commission que,
dans votre séance de décembre 1880, vous avez chargée sur la proposition de
M. Vallin, d'étudier les déformations dues à des attitudes scolaires vicieuses,
aux cours des exercices d'écriture.

Observant à ce point de vue les jeunes filles de l'École normale supérieure,
M. Dujardin-Baumetz constatait trois années de suite la présence de cette défor-

mation dans les proportions de 19 sur 20, 20 sur 20, 17 sur 20. Plusieurs de nos confrères faisaient des observations analogues, et, dans mon service d'inspection des écoles communales du VIIIe arrondissement, je pus vérifier l'existence de la déformation chez à peu près toutes les jeunes filles et chez plus de la moitié des garçons, du moins chez les élèves des classes supérieures, ceux des petites classes qui ne faisaient qu'entrer à l'école en paraissant exempts.

A l'étranger, cette question a préoccupé également les hygiénistes scolaires. Fahrner, de Zurich, avait, dès 1865, signalé l'influence fâcheuse du mobilier scolaire et des méthodes d'écriture comme prédisposant aux difformités rachidiennes. Deux médecins wurtemburgeois, Ellinger en 1877, Gross en 1878, publièrent sur cette question des mémoires fort intéressants. Les pouvoirs publics semblaient même s'émouvoir de la chose et, dans une circulaire ministérielle de Stuttgart, en date de septembre 1876, nous trouvons ce relevé statistique : Sur 709 jeunes gens, de 10 à 18 ans, examinés à l'école de gymnastique de Stuttgard, et dont 350 sont notés comme vigoureux, 266 assez vigoureux, 93 de force moyenne, 640 présentaient une déviation latérale du rachis, avec élévation d'une épaule (généralement la gauche), ensellure des reins, asymétrie thoracique. Et la circulaire ajoute : « Cette déformation résulte surtout d'une position vicieuse dans la station assise et surtout pendant l'action d'écrire. »

M. Hermann Cohn, dans une conférence faite en 1880, à la réunion annuelle des médecins et naturalistes allemands, a exposé magistralement une partie de la question.

Notre collègue, M. Javal, a présenté à votre Commission le résultat de ses ingénieuses observations sur la physiologie de l'écriture.

En écrivant, nous prenons naturellement une posture telle que les pleins de l'écriture sont tracés perpendiculairement à l'axe transversal du corps, la main droite reposant sur son bord externe, et traçant les lettres par un mouvement de flexion du poignet et des doigts. Si donc le corps est droit devant la table, on n'obtiendra une écriture penchée, anglaise, qu'à la condition d'incliner le papier en sens inverse. Et de fait, dans les anciennes méthodes d'écriture, on inclinait le papier à gauche. Mais depuis un certain nombre d'années, les préceptes des maîtres d'écriture ont changé, et l'on recommande de tenir le cahier droit en face de l'épaule droite. Dans cette position, l'élève s'assied, la jambe gauche avancée, le talon gauche correspondant à la pointe du pied droit, l'avant-bras gauche et le coude posés transversalement sur la table; de cette manière le bras et la jambe gauches (j'emprunte les termes de la méthode) soutiendront seuls le poids du corps.

Mais cette position, si elle garantit la rectitude du papier et permet de donner à l'écriture l'inclinaison voulue, garantit encore plus sûrement la déviation du corps de l'enfant. Celui-ci, M. Dally vous l'a démontré, au lieu d'être supporté par les deux ischions, les symphyses sacro-iliaques et la colonne vertébrale, porte sur un ischion et le coude ; entre deux, le rachis s'infléchit, et la flexion des vertèbres s'accompagne comme toujours de leur torsion ; de là convexité manifeste des côtes gauches, qui s'écartent les unes des autres, tandis que les droites se rapprochent ; cette déformation thoracique est encore augmentée par le fait du coude, que le maître d'écriture recommande de tenir serré contre le corps. Ajoutons à cela une obliquité du bassin, qui pourra devenir ultérieurement la cause d'accidents dystociques. Ellinger n'hésite même pas à dire que s'il y a en Wurtemberg plus d'accoucheurs que dans d'autres pays, la faute en est aux méthodes d'écriture.

Cette position vicieuse, maintenue pendant des heures et répétée quotidiennement et à plusieurs reprises, amène une répartition inégale des pressions articulaires, une déformation des articulations, et, de temporaire qu'elle était primitivement, elle devient durable. Elle le deviendra plus rapidement chez les jeunes filles que chez les garçons, et encore avons-nous vu que ceux-ci n'en étaient pas exempts ; car les garçons, par les mouvements qu'ils se donnent hors de l'école, balancent ou annihilent l'influence mauvaise de la position scolaire. Il faut ajouter qu'ils prennent et surtout conservent plus difficilement la position prescrite, non parce qu'ils sont plus indociles ou plus turbulents que les filles, mais dans la station assise unifessière, l'équilibre du corps est assez instable, et si les filles peuvent mieux le conserver, c'est qu'elles calent avec leurs jupons la fesse droite soulevée.

A ces déviations rachidiennes s'ajoute encore une déviation de la tête, qui est inclinée à gauche, la face tournée à droite. Cette inclinaison de la tête serait pour Fahrner l'origine de tout le mal.

Vous voyez, Messieurs, quelles déformations sont amenées par le seul fait de la combinaison de l'écriture anglaise penchée avec la rectitude du papier. Le remède en paraît tout indiqué, incliner le papier ; car, dit M. Dally, si quelque chose doit être de travers dans la pratique de l'écriture anglaise, il vaut mieux que ce soit le papier que le corps des écoliers. C'est ce que dit également Gross en posant ce dilemme : papier droit et écoliers de travers, papier de travers et écoliers droits.

Mais, pour faire pénétrer ce précepte de la théorie dans la pratique, on se heurte à des objections, les unes tirées de la routine (nous n'avons pas à nous y arrêter), les autres tenant à des différences dans l'écriture de l'enfant et de l'adulte, et dont nous devons l'exposition à M. Javal.

En maintenant le papier à gauche, on détermine une inclinaison de la tête à gauche, car, d'après les lois de la vision binoculaire, la ligne de jonction des deux yeux doit être dans le plan de la ligne écrite. Si cette ligne est oblique à gauche, la tête s'incline du même côté, le corps s'incline secondairement à droite, l'épaule droite se relève, il se produit la position de la scoliose vraie.

Si on a affaire à un enfant atteint de cette scoliose à grande convexité dorsale gauche dont nous nous sommes occupés jusqu'à présent, on pourra ainsi, en obliquant son papier, le redresser, parce qu'on le tord en sens inverse. Mais si on s'adresse à un enfant dont le rachis a conservé toute sa rectitude, on risque de provoquer chez lui une scoliose à convexité dorsale droite.

Cet inconvénient ne se produira pas si on place le papier droit, c'est-à-dire parallèle au bord de la table, l'enfant étant assis droit et ayant toute liberté des mouvements du coude.

Dans cette position, les mouvements du poignet et des doigts auront pour effet de produire une écriture sans pente appréciable. Gross mentionne expressément que les enfants restent droits tant qu'on leur fait faire des bâtons verticaux et se penchent subitement dès qu'on leur fait tracer des lignes obliques. Hermann Cohn raconte que, dans une école, les enfants restèrent tous assis droits comme des cierges quand on leur commanda de copier une dictée perpendiculairement ; mais, comme sous un coup de baguette magique, toute la classe se précipita en avant lorsqu'on dut reprendre l'écriture oblique.

L'écriture droite, qui est d'ailleurs l'ancienne écriture française, c'est-à-dire celle où les pleins sont exactement verticaux, comme la ronde et ses dérivés, où les pleins sont légèrement inclinés, la coulée ou la bâtarde, est donc l'écriture qu'il convient d'enseigner aux enfants et qui les met à l'abri de la scoliose scolaire.

Mais chez l'adulte, cette écriture est moins commode et surtout ne se trace pas avec autant de rapidité que l'écriture penchée, que l'anglaise.

Qu'on examine un adulte écrivant : il a son papier incliné à gauche, le coude droit en dehors du corps et reposant sur le bord de la table ; dans cette situation, outre les mouvements de flexion et d'extension du poignet et des doigts, qui tracent la forme des lettres, il exécute un mouvement de translation de la main ; dans celui-ci, la main décrit un arc de cercle autour du coude (ou de la portion voisine de l'avant-bras qui s'appuie sur le bord de la table) comme pivot, et vu la longueur du rayon, cet arc se confond sensiblement avec une ligne droite ; aussi la ligne reste-t-elle droite, si même on écrit les yeux fermés. Si la ligne n'est pas trop longue, on l'écrira en entier, sans bouger le coude de place ; de là une plus grande rapidité de l'écriture et une conservation automatique de la rectitude de la ligne. Si l'on tient son papier droit, on écrira forcément sans pente, mais on sera obligé de déplacer à plusieurs reprises le coude. Autrement on tracerait des lignes montantes. Il en résulte que pour l'adulte, l'écriture penchée, tracée le papier incliné, est plus rapide et plus commode.

Mais chez l'enfant, le bénéfice de l'immobilité du coude et du mouvement de pivot exercé autour de lui par l'avant-bras est perdu par le fait de la brièveté du rayon représenté par la main et l'avant-bras; avant que la ligne soit finie, et surtout si l'on fait usage de cahiers à l'italienne, c'est-à-dire plus larges que hauts: l'enfant a dû plusieurs fois lever et déplacer le bras. Il ne gagne rien en rapidité, et ne conserve pas automatiquement la rectitude de sa ligne; il a donc besoin, en tous les cas, de faire usage du papier réglé. Il n'y a donc aucun avantage à lui faire tenir son papier incliné et à ne pas lui enseigner une écriture droite. Nous devons ajouter qu'il est une méthode d'écriture, actuellement en usage, la méthode dite *d'écriture française de Flament,* qui tend à remplacer la méthode Taupier et qui remplit une partie des indications que nous venons d'exquisser : elle serait en usage dans les écoles de la Somme, du Nord, dans quelques écoles de Paris, à l'école alsacienne, dans certaines écoles de Bordeaux, où, depuis son introduction, les négociants préféreraient les employés écrivant d'après ce système.

Votre Commission s'est demandée si, après avoir étudié les déformations produites par les attitudes scolaires vicieuses, elle devait rechercher l'influence exercée, dans le même ordre, par la disposition du mobilier scolaire. Il lui a semblé que ce serait outrepasser les limites du mandat que vous lui aviez conféré. Aussi, se bornant à l'étude des déviations déterminées par de mauvaises attitudes au cours des exercices scolaires d'écriture, elle vous propose d'émettre l'avis suivant :

L'élève sera assis également sur les deux fesses, la ligne des épaules horizontale et parallèle au bord de la table, en évitant de creuser les reins ;

Il n'aura aucun des coudes appuyé sur la table ou tous les deux également;

Il se bornera à maintenir le papier avec les doigts de la main gauche ;

Il y a lieu de recommander l'écriture droite (à pleins verticaux) tracée, le papier étant maintenu droit. Si l'on adopte une écriture inclinée, il faut que le papier ait une inclinaison égale à celle demandée à l'écriture, mais en sens inverse, par exemple, que pour une écriture inclinée de gauche à droite de 45°, le papier soit incliné de droite à gauche de 45°; de telle façon que les pleins soient toujours tracés perpendiculairement au bord de la table.

DISCUSSION.

M. le docteur JAVAL fait vérifier expérimentalement, séance tenante, par les membres de la Société les faits suivants, sur lesquels il avait déjà appelé l'attention de la Commission : lorsqu'un adulte écrit en se tenant dans la position habituelle, il lui suffit, quand il est arrivé à la fin d'une ligne, de reporter la main au commencement de l'autre, sans déplacer le coude, et par un simple mouvement en arc de cercle, pour se trouver à même d'écrire cette deuxième ligne dans la même direction que la première. Même si l'on écrit cette deuxième ligne les yeux fermés, elle se trouvera forcément parallèle à la précédente. Les enfants, au contraire, dont l'avant-bras est plus court, doivent changer plusieurs fois la position du coude en traçant une même ligne, surtout quand ils se servent de cahiers très larges.

Si l'on écrit en tenant le papier parfaitement droit devant soi, et en conservant la position habituelle qu'on prend pour écrire, les caractères n'ont plus la pente ordinaire, mais sont verticaux.

Dans cette position, on ne peut plus employer le coude comme pivot. Or ce pivotement n'existe pas chez les enfants, ils peuvent écrire sans pente avec autant de facilité qu'avec pente, et l'expérience apprend qu'alors ils se tiennent droits spontanément.

M. docteur JAVAL, tout en s'associant aux conclusions de la Commission, les voudrait plus affirmatives ; pour la dernière notamment, il propose d'ajouter le mot « exclusivement » à la phrase qui recommande l'écriture droite.

M. le docteur VALLIN croit que le mot « exclusivement » est de trop. Il ne faut pas espérer qu'on changera complètement la mode actuelle de l'écriture penchée, surtout pour les femmes et les jeunes filles. C'est aux jeunes garçons seulement qu'on peut tenter de faire enseigner l'écriture droite, et encore l'obligation serait-elle une chose excessive.

M. le docteur DROUINEAU approuve la proposition de M. Javal, il pense qu'il faut agir énergiquement auprès des instituteurs qui montrent en général beaucoup de répugnance à enseigner l'écriture droite.

M. E. TRÉLAT repousse le mot exclusivement ; dire qu'on recommande exclusivement une chose, c'est faire un pléonasme.

M. le docteur JAVAL déclare qu'il n'a pas la prétention de faire modifier l'écriture des jeunes filles de 11 à 13 ans ; c'est seulement aux débutants qu'il faut enseigner l'écriture droite ; la pente viendra spontanément dès que la main deviendra plus agile, et alors il n'y aura pas lieu de l'interdire ; il faut seulement s'abstenir de la prescrire aux jeunes enfants chez qui elle n'a pas de raison d'être physiologique.

M. le docteur Thorens rappelle que l'écriture penchée amène une déformation quelle que soit la position du papier. Si celui-ci est tenu droit, cela se produit très rapidement, par le mécanisme indiqué par M. Dally; si le papier est incliné à gauche, l'enfant peut écrire le corps tenu droit; mais, d'après les exigences de la vision binoculaire, la ligne de jonction des yeux se place dans le plan de la ligne écrite, la tête s'incline à gauche et à la longue se produit ainsi la scoliose anciennement décrite à convexité dorsale droite prédominante.

La Société procède au vote sur les conclusions du rapport; l'amendement proposé par M. Javal étant accepté, ces conclusions sont définitivement adoptées avec la rédaction suivante :

1° L'élève sera assis également sur les deux fesses, la ligne des épaules horizontale et parallèle au bord de la table, en évitant de creuser les reins;

2° L'élève ne devra pas appuyer les coudes et, s'il les appuie, il devra les placer tous les deux également sur la table ;

3° Il se bornera à maintenir le papier avec les doigts de la main gauche;

4° Il y a lieu de recommander exclusivement, au moins pour les débutants, l'écriture droite (à pleins verticaux), le papier étant maintenu droit. Si l'on adopte une écriture inclinée, il faut que le papier ait une inclinaison égale à celle demandée à l'écriture, mais en sens inverse. Il est nécessaire que pour une écriture inclinée de gauche à droite de 45°, le papier soit incliné de droite à gauche de 45°, de telle façon que les pleins soient toujours tracés perpendiculairement au bord de la table.

M. LE PRÉSIDENT. — Les présentes conclusions seront transmises à M. le Ministre de l'Instruction publique.

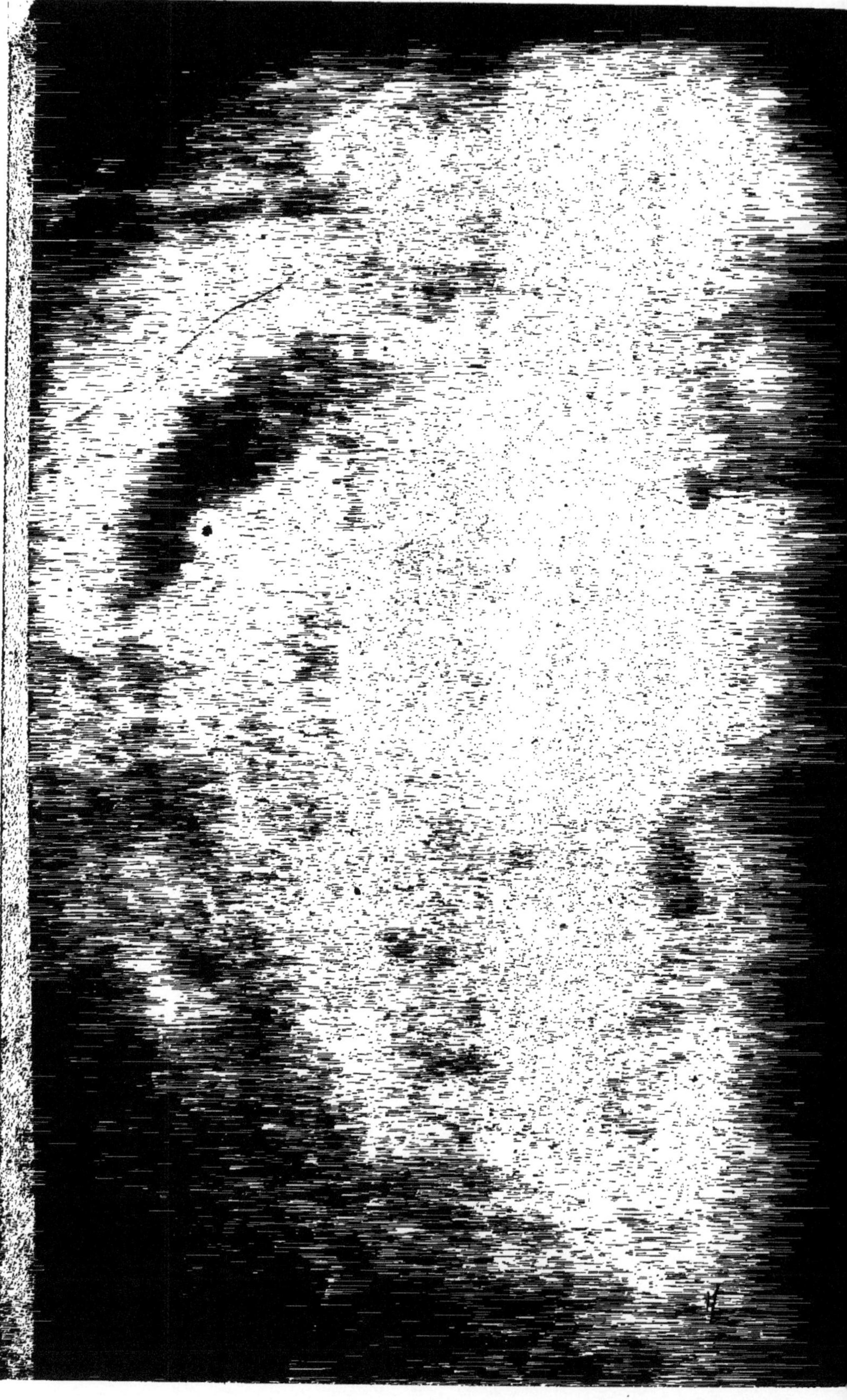

BIBLIOTHEQUE NATIONALE DE FRANCE
3 7531 00821455 2